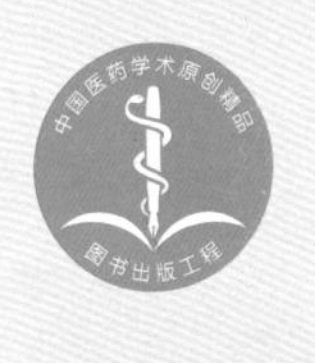

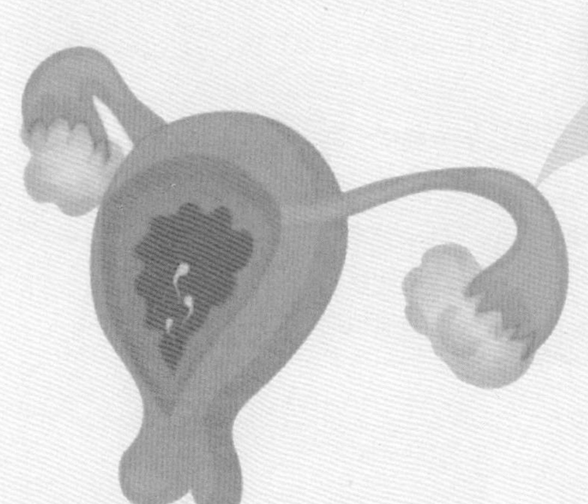

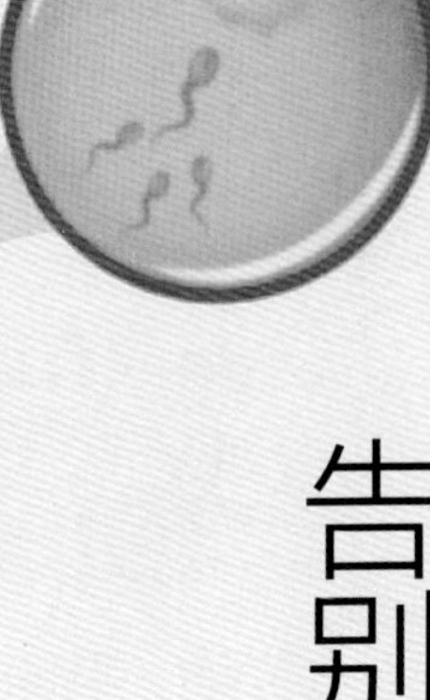

告别不孕症

王建渝 编著

人民卫生出版社

图书在版编目（CIP）数据

告别不孕症 / 王建渝编著 . —北京：人民卫生出版社，2017

ISBN 978-7-117-25671-1

Ⅰ. ①告… Ⅱ. ①王… Ⅲ. ①不孕症 – 基本知识 Ⅳ. ①R711.6

中国版本图书馆 CIP 数据核字（2017）第 300594 号

告别不孕症

编　　著：王建渝
出版发行：人民卫生出版社（中继线 010-59780011）
地　　址：北京市朝阳区潘家园南里 19 号
邮　　编：100021
E - mail：pmph @ pmph.com
购书热线：010-59787592　010-59787584　010-65264830
印　　刷：北京顶佳世纪印刷有限公司
经　　销：新华书店
开　　本：850 × 1168　1/32　　印张：7
字　　数：175 千字
版　　次：2018 年 2 月第 1 版　2018 年 2 月第 1 版第 1 次印刷
标准书号：ISBN 978-7-117-25671-1/R · 25672
定　　价：39.00 元

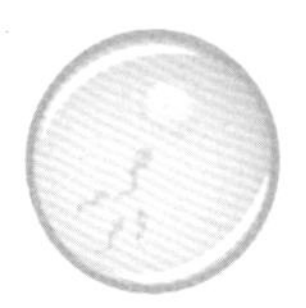

作者介绍

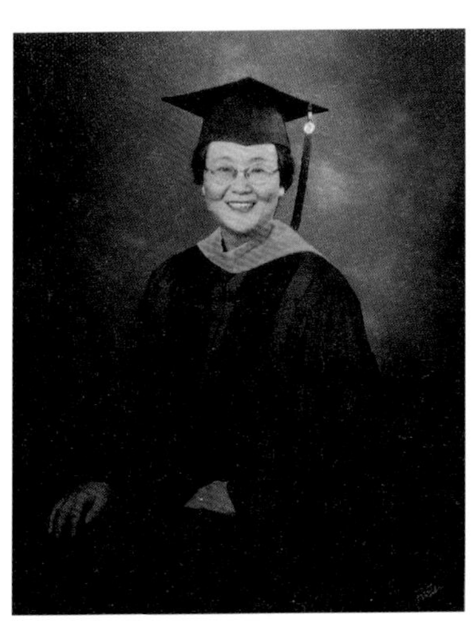

美国妇产科学院的会员照

王建渝，1970 年毕业于北京医学院（现北京大学医学部）。1979 年考取协和医院的研究生，成为国际著名妇产科专家林巧稚的关门弟子。1985 年到美国学习试管婴儿技术，是首批掌握试管婴儿技术的专家之一。在加拿大接受妇产科专科医生五年训练后，于 1994 年考取加拿大皇家医学院会员，于 1996 年考取美国妇产科学院会员全执照［该执照当时分两部分，必须于通过笔试两年后，交上自己的临床病例，才有资格申请口试，通过口试后才能有全执照（certified）］。

作者具有在美国及英联邦国家行医妇产科的资格，自 1994 年以来一直在美国和加拿大行医，现在温哥华格瑞思生育中心工作。

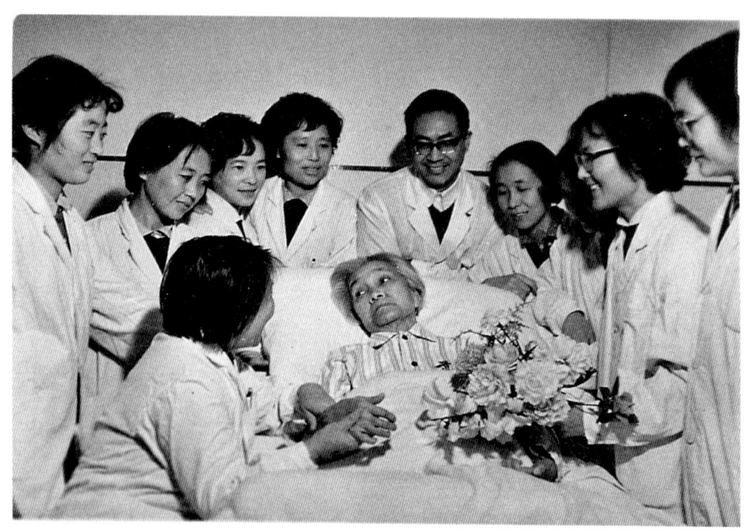

看望生病中的林巧稚导师,右二拿花者为作者

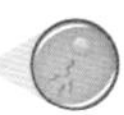

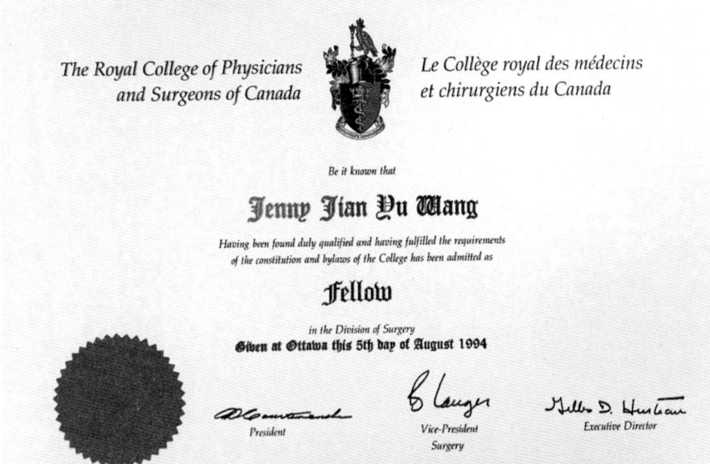

加拿大皇家医学院执照

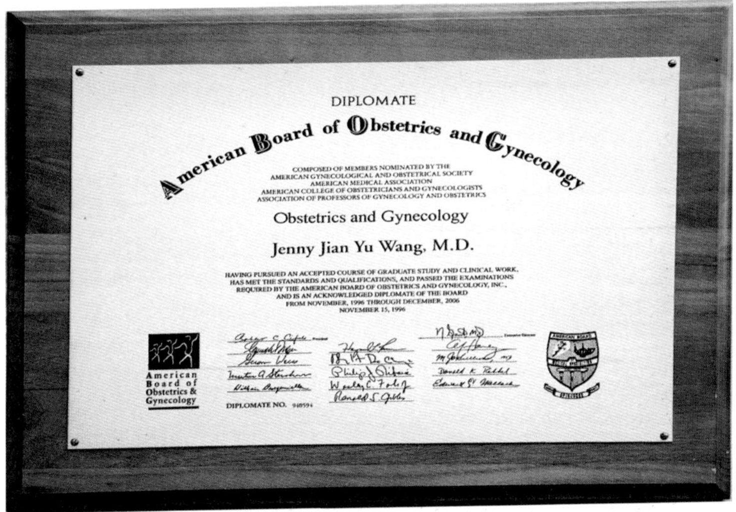

美国妇产科学院执照

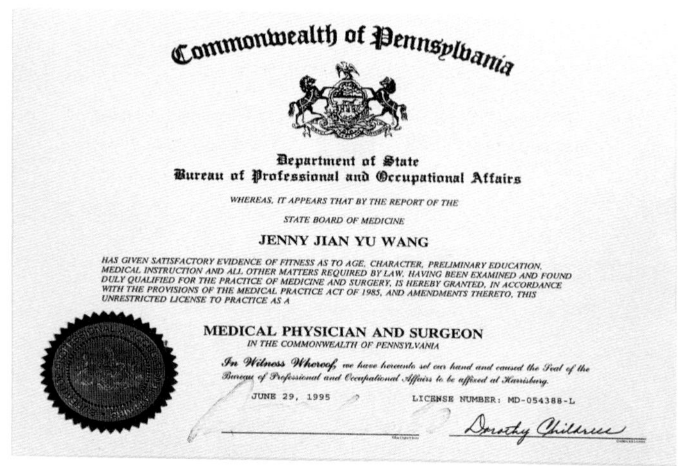

Commonwealth of Pennsylvania

Department of State
Bureau of Professional and Occupational Affairs

WHEREAS, IT APPEARS THAT BY THE REPORT OF THE

STATE BOARD OF MEDICINE

JENNY JIAN YU WANG

HAS GIVEN SATISFACTORY EVIDENCE OF FITNESS AS TO AGE, CHARACTER, PRELIMINARY EDUCATION, MEDICAL INSTRUCTION AND ALL OTHER MATTERS REQUIRED BY LAW, HAVING BEEN EXAMINED AND FOUND DULY QUALIFIED FOR THE PRACTICE OF MEDICINE AND SURGERY, IS HEREBY GRANTED, IN ACCORDANCE WITH THE PROVISIONS OF THE MEDICAL PRACTICE ACT OF 1985, AND AMENDMENTS THERETO, THIS UNRESTRICTED LICENSE TO PRACTICE AS A

MEDICAL PHYSICIAN AND SURGEON
IN THE COMMONWEALTH OF PENNSYLVANIA

In Witness Whereof, we have hereunto set our hand and caused the Seal of the Bureau of Professional and Occupational Affairs to be affixed at Harrisburg.

JUNE 29, 1995 LICENSE NUMBER: MD-054388-L

Dorothy Childress

美国宾夕法尼亚州行医执照

美国医生除了要通过全国性的执照考试外，还要在将行医的州申请行医执照。各州负责审查医生的道德、健康及有无医疗事故史等。

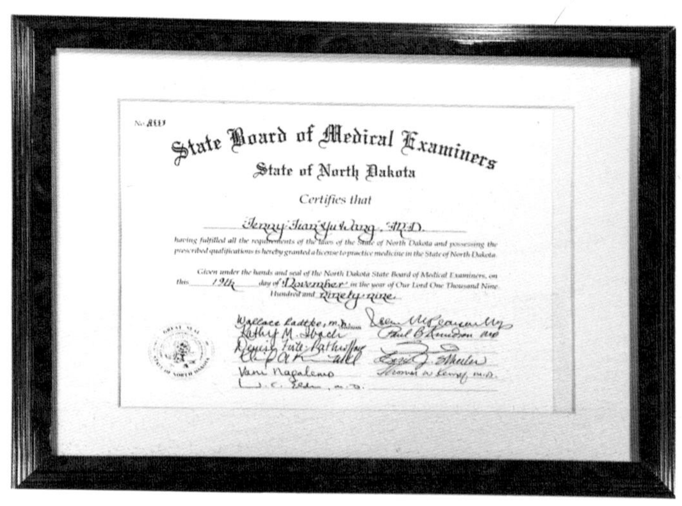

State Board of Medical Examiners
State of North Dakota

Certifies that

Jenny Jian Yu Wang, M.D.

having fulfilled all the requirements of the laws of the State of North Dakota and possessing the prescribed qualifications is hereby granted a license to practice medicine in the State of North Dakota.

Given under the hands and seal of the North Dakota State Board of Medical Examiners, on this 19th day of November in the year of Our Lord One Thousand Nine Hundred and ninety-nine.

美国北达科他州行医执照

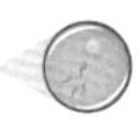

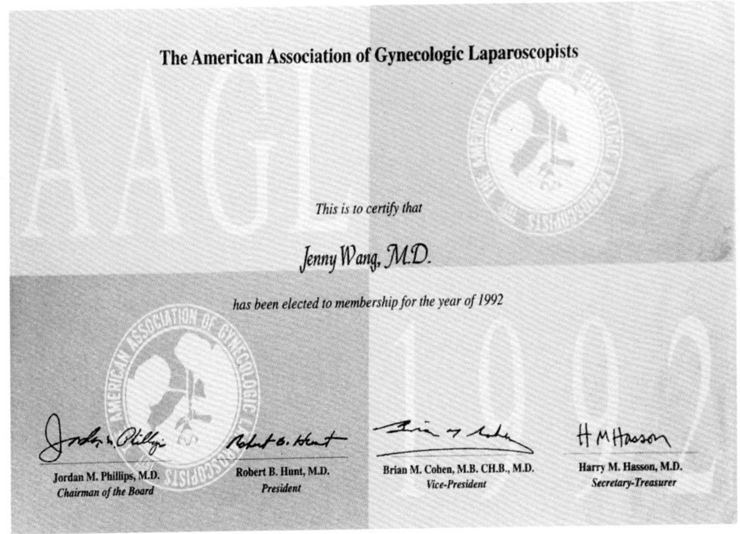

The American Association of Gynecologic Laparoscopists

AAGL

This is to certify that

Jenny Wang, M.D.

has been elected to membership for the year of 1992

1992

Jordan M. Phillips, M.D.
Chairman of the Board

Robert B. Hunt, M.D.
President

Brian M. Cohen, M.B. CH.B., M.D.
Vice-President

Harry M. Hasson, M.D.
Secretary-Treasurer

美国腹腔镜（微创）协会执照

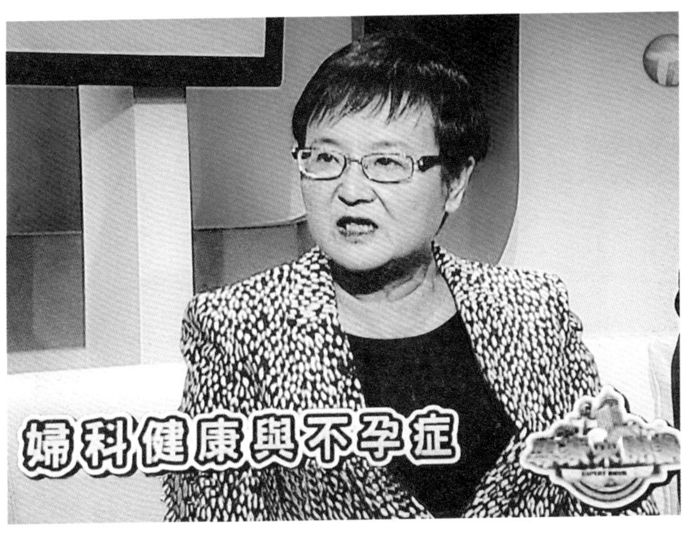

在加拿大全国电视上用华语作讲座

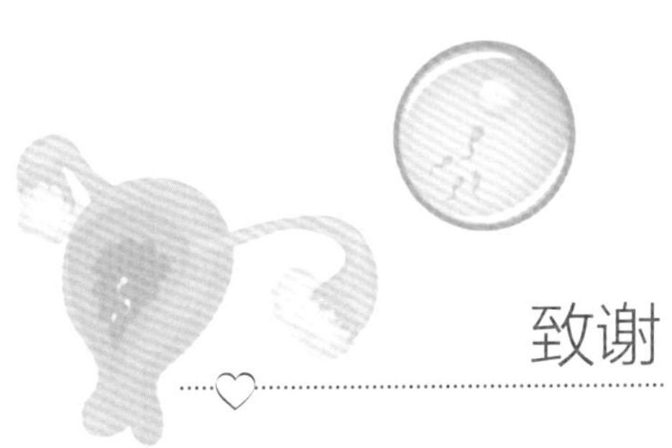

致谢

感谢曾经培训过我的教授们：林巧稚教授、宋鸿钊教授、郎景和教授、林丽娟教授、何萃华教授、Hulka 教授（美国）、Talbert 教授（美国）、Anthony Cheung 教授（加拿大），还有其他曾教过我的上级医生们，在此不一一列举。

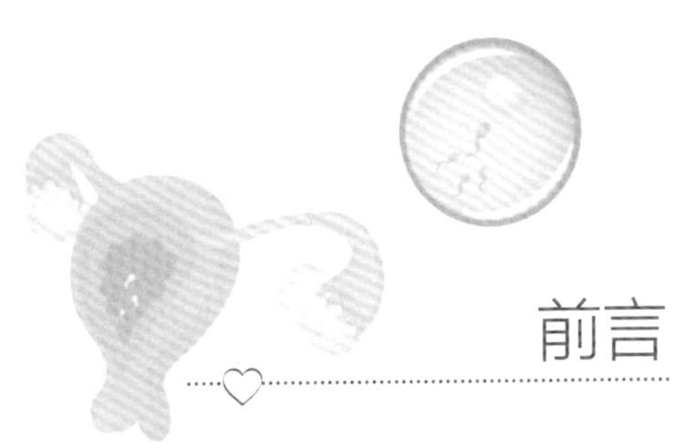

前言

在40多年的行医过程中，我发现很多妇女缺乏基本的生育知识，而且不好意思去问。这本书就是向你介绍这些知识。在阅读本书后，你会发现，不少不孕问题其实是可以自己解决的。即便是自己无法解决时，也知道什么时候应该去看医生，理解医生提出的治疗方案，并且知道怎样与医生配合，提高不孕治疗的成功率。更关键的是知道怎样才能怀一个健康宝宝。

我们每个人都从自己所在的位置去认识世界、思考问题、指导自己的行为方向，并发表言论企图改变他人。

但是我们也知道，只有站得高的人才能看得远，看得全面。你的高度是你的知识水平。从你学习到的知识，到你的工作经验，你在一步步走向高处。你所学的不仅仅是某种专业知识，更重要的是一种思维方式，一种全面理解事物的能力。

人类是在几亿年的进化过程中，从一个单细胞发展为一个复杂的人体。进化是在老基因上面加新基因。所以我们每个人在母亲肚子里的时候，仍然重复着这个进化过程。我们都是从一个单细胞——受精卵开始，一开始像条鱼，没有四肢；后来又像条狗，有两排乳房和一条尾巴……我们身体的基因隐藏着几亿年进化的秘密。

人体如此复杂，我们对人体的认识过程就像是摸象的盲人，有的摸到腿，有的摸到尾巴。虽然每个人的发现都是事实，但都只反映了“象”的某一部分。只有将每个部分综合起来，才可能对“象”有一个比较全面、正确的认识。

这里我就想从另一方面，介绍现代西方医学对防治疾病的最新概念。你可能会对某些观点觉得惊讶，难以接受。但是在科学发展的今天，任何人的知识都是有限的。只有不断接受新事物、新观念，才能使自己站得更高，看得更远。你的健康也才真正可能有全面保障。

人体是一个整体，各个系统的功能互相影响。在这本书中，我仅就生育系统与读者共同探讨。认识饮食和生活习惯与生育功能的密切关系。作为一个妇女，你的饮食和生活习惯不仅仅关系到你自己，更重要的是关系到你腹中胎儿今后的健康。我希望你在看了这本书后，不仅知道怎样去做，而且明白为什么要这样做。

王建渝

2018 年 2 月

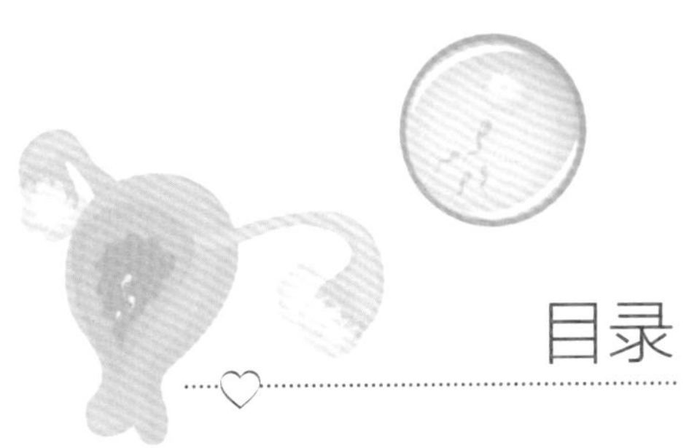

目录

第一篇 生育的基本知识

第二篇 为什么怀不上? 怎么找原因?

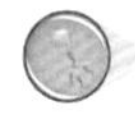

第三篇 辅助生育都有什么办法?

第四篇 孕期营养影响后代一生

第五篇 怎样预防妊娠合并症?

第一篇　生育的基本知识

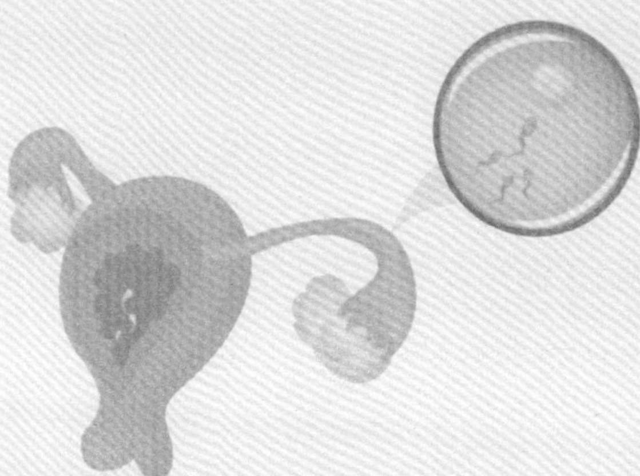

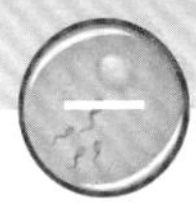

女人的基本生育结构

我在临床上常常听到很多奇怪的问题，说明很多女性对自身的生理结构缺乏认识，造成她们不理解医生的治疗方案，或者在生育问题上造成无法挽回的错误决定。

一次在解释输卵管造影时，一个女性怎么也搞不懂，后来她突然问我："月经血不是从输卵管流出来的吗？"我这才明白她为什么不理解。

不少人认为："只要还有月经，就能生出孩子。"许多妇女 40 多岁了，才决定治疗不孕症。不理解月经有排卵性月经和无排卵性月经之分。后者不可能怀孕。

还有人认为："月经血是脏血，应该流出来。"月经过多或过久也不去看病，造成严重贫血甚至需要输血。

有的妇女在阴道里摸到一个像鼻尖一样的球形物（子宫颈），以为自己长了肿瘤，吓得赶快来看病。

我甚至看到某本保健书籍上说，女人要保护子宫，因为女性激素和功能都在"子宫"。这简直是误导读者。

首先解释一下妇女的解剖结构。为了使这一节变得不那么枯燥无味，我和丈夫决定别出心裁，用蔬菜和水果来做成图解。丈夫是个病理专家，又是业余摄影爱好者。于是我们根据自己的解剖知识，制作了这组照片。

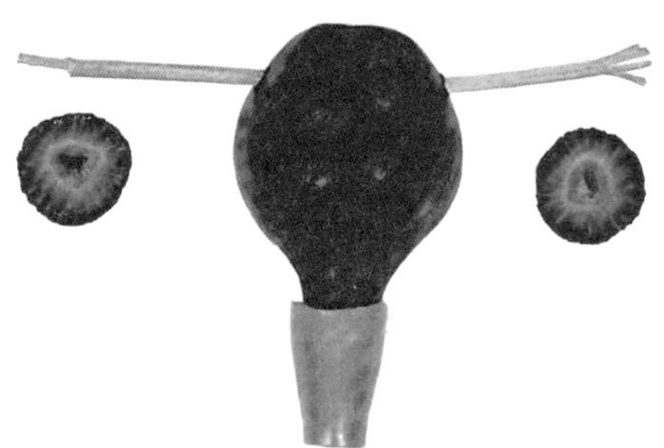

图1　子宫和它的附属结构

红色倒放着的梨代表子宫。下面橘黄色的辣椒代表阴道。子宫上部向两边伸出的葱叶代表输卵管。输卵管下面的草莓断面代表卵巢

子宫的大小和形状都像是一个倒放着的梨。所以这里用梨来代表子宫。梨柄部分代表子宫颈,因为它比较窄小,就像是人的脖子(颈)一样。子宫颈在阴道的顶端,摸起来和鼻尖的大小和软硬度一样。

阴道平时的宽度是两横指,长度是从虎口到食指尖的距离。阴道的里面有很多形状不一的横形皱褶。在阴道分娩时,这些皱褶会被拉平,可以让一个直径10厘米的胎儿头通过。

阴道和消化系统一样,是一个有细菌存在的结构。但是在正常情况下,阴道的乳酸杆菌是占优势的,所以使阴道呈现酸性,起着自我清洁的作用。就像是胃液也是酸性,所以可以抑制吃进去的细菌一样。

输卵管顾名思义是输送卵子的管道。在输卵管的末端,像指头一样伸开的结构称为“伞端”,因为它是散开的。它的

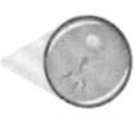

功能也和手指头差不多，是“抓”起卵子，用蠕动的方法将卵子送到输卵管的中部，与等待在那里的精子结合，就像“织女会牛郎”一样，所以又可以将输卵管比作“鹊桥”。

卵巢是卵子的老家。卵巢里面储藏了很多肉眼看不见的卵子。每个月经周期只有一个卵子可以发育长大。卵子成熟后从卵巢排出（排卵），进入输卵管。

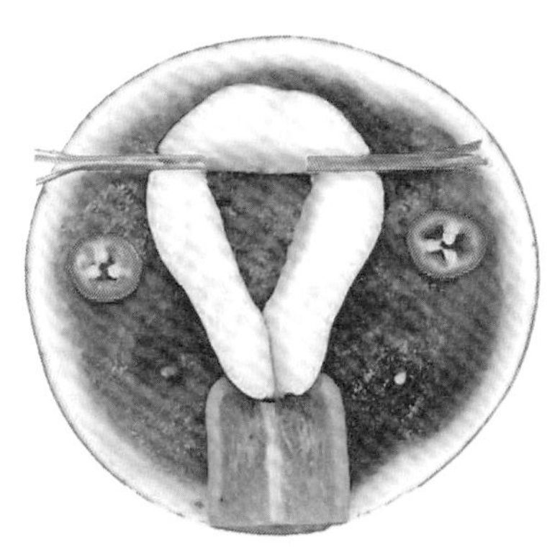

图2　将子宫在左右方向纵切后的断面

白色的梨肉代表子宫肌层，肌层围绕着倒三角形的子宫腔，子宫腔下面是狭长的子宫颈管与阴道相连，子宫腔的上部与两侧输卵管相通，输卵管的末端通向盆腔，输卵管的下部是用绿辣椒代表的卵巢

子宫肌层的主要功能是在分娩时将胎儿从子宫腔里挤出来。

紧贴着子宫肌层内面的那层膜称为子宫内膜，它的功能是为受精卵准备一个温暖舒适的窝。如果将子宫比作一个花盆，子宫内膜就是花盆里面肥沃的土壤。而受精卵就是那粒种子。

如果控制这个月经周期的卵子未能受精，妊娠没有发生，子宫内膜就算是白白准备了一场，必须脱落下来，再由控制下一个月经周期的卵子为自己重新准备一个窝，所谓的“一朝天子一朝臣”。天子是卵子，臣子则是它控制下的子宫内膜。

子宫内膜是由血管来供应营养的，所以在它脱落时会有出血，这就是月经。

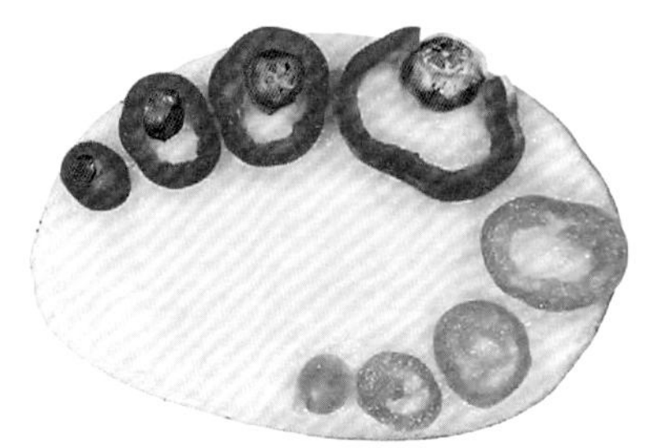

图 3　卵巢上卵泡的发育过程

芒果代表卵巢，不同大小的青辣椒断面代表卵泡，黄辣椒断面代表排卵后萎缩的卵泡（黄体）。卵巢的实际大小只有 3~4 厘米，卵泡最大时是 2 厘米左右

发育中的卵子其实有好几层结构，我们称为卵泡。卵泡最外面的数层细胞负责分泌女性激素。中间是一个囊泡，卵子就生活在这个囊泡里。当卵泡长到一定大小，就会自动破裂，将卵子释放出来。卵子离开后卵泡萎缩，但仍然分泌激素，直到下一次月经周期开始。

一个月经周期的开始是从月经开始出血的第一天算起，而不是从月经干净的那天算起，这点一定要搞清楚。因为与计算预产期、决定妇科服药都息息相关。

现在你该明白了，女性激素是由每个月发育的那个卵泡周围的细胞分泌的。所以切除了子宫，虽然不可能再怀孕，也不会再有月经，但是并不影响女性激素的分泌。卵子照样在卵巢发育，照样分泌女性激素。所以不像有些人听到的，切了子宫，女人就变老了。

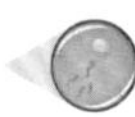

虽然子宫被切除了，只要有卵巢，你仍然有携带着自己基因的卵子。仍然可以用试管婴儿和代孕的方法拥有自己的子女。

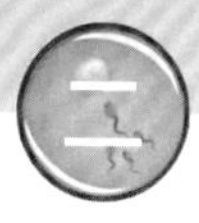

月经是怎么回事？

有一个在饭店做服务员的病人，40 多岁，月经沥沥拉拉一直不干净。她以为月经血是“脏血”，应该流出来，因此一直没有到医院检查，自己等着这些“脏血”流干净。后来她实在受不了了，盘子都快端不动了，只好找我来看病。我一看她的血化验单，眼珠子这辈子从来也没瞪过这么大，血红素只有 5g/dl（正常人是 12g/dl 以上）！于是赶紧把她送到急诊室去输血。谢天谢地，她这么贫血，竟然还没发生心衰。她竟然当天还在上班，也许是长期慢性失血身体适应了吧。

从此以后我每次门诊都得向我的华裔病人反复强调：“身体里没有脏血，月经出血过多照样可以死人”。以免类似事情发生。

多说一句，还有些贫血病人，不愿意用铁剂补血，坚持服用阿胶。我只有反复强调，中医的“血”和西医的“血”是两码事。阿胶是用驴皮熬的，里面不含铁。铁剂很安全。长期慢性贫血可能会引起心衰，心衰是有生命危险的，等等。

为什么会认为月经血是脏血？

月经血在经过大约 12 厘米长的阴道时，会与阴道里的细菌和分泌物混合。血又是细菌的良好的培养基，所以月经血和产后恶露都会有些味道。但是月经血是从子宫流出来的，子宫里是没有细菌的，所以月经血也是来源于干干净净的正常的血。

下面我就具体的解释一下月经是怎样形成的。

每一个月经周期的开始，都由一个选定的卵子控制。当卵

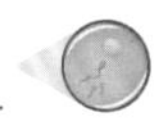

子还在“娘家”——卵巢里生长发育的时候,它已经在为自己受精后将居住的“新窝”——子宫内膜做准备了。因为上一届没能怀孕的卵子已经撤除了它精心准备的窝,所以这位新卵子必须从头开始。

卵子是在卵泡里面生长的。卵泡外面的数层细胞可以分泌女性激素,里面是富含营养的卵泡液,卵子就在卵泡液中生长。随着新卵泡的发育,它分泌的雌激素越来越多。在雌激素的指令下,子宫内膜又开始重新慢慢地生长。这些新生的子宫内膜慢慢覆盖了脱落后子宫内膜留下的创面,首先止住了月经血。接着,子宫内膜继续增厚。这时卵子说:“行了,这个‘土壤’是够厚的了,但是当我这粒种子种进土壤后,吃什么喝什么呢?”

所以在卵子从卵泡排出后,剩下的卵泡细胞,除了继续分泌雌激素以外,还分泌另一种女性激素——黄体酮。

黄体酮命令子宫内膜分泌水分和营养素。所以这个时期的子宫内膜称为“分泌期”子宫内膜。这样,为受精卵着床的一切准备工作就都就绪了。这时的子宫内膜不仅厚,松软,而且充满了水分和营养。

如果卵子在输卵管能够和精子结合,在几天后她来到子宫这个新窝时,就可以钻进厚厚的而又充满营养物的子宫内膜里,在那里继续生长发育。这时妇女就不会再来月经了。

反之,如果卵子的希望落空,受精并没有发生,它就必须得“卷铺盖走人”,它所准备的子宫内膜也必须得脱落。身体里的组织都是由血管来供应营养的,子宫内膜脱落时,血管会发生断裂,所以造成了出血,这就是月经。

正常的月经周期是 28~30 天,但是不是每个人每个月经周期都那么准。所以一般认为 21~35 天的周期都算是正常周期。月经血也应该在 7 天内干净。

如果月经周期小于 21 天或者大于 35 天,则可能是无排卵月经。也就是说这个周期是有卵泡发育了,子宫内膜也增厚了,但是排卵并没有发生。因为没有排卵，所以也没有黄体酮产生。

黄体酮可以让子宫内膜“同步化”，也就是说同时脱落，也可以同时修复，所以月经可以在 7 天内干净。

没有同步化的子宫内膜，今天这掉一小块，明天那掉一大块，后天又不掉了。所以月经血可以今天少、明天多、后天又不出了，沥沥拉拉不干净。这时最简单的治疗方法就是在医生的指导下服用一段时间的黄体酮。

不排卵的月经就像是新娘子根本就没出门，还在娘家呢，受孕当然是不可能的了。所以认为有月经就能怀孕这个想法也是不全面的。

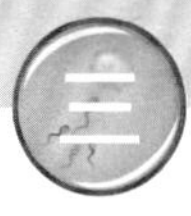

妇科检查应该包括什么?

1. 有无阴道炎

阴道和口腔、胃肠道、皮肤一样,是一个充满了细菌的地方。在正常情况下,阴道里可能会有几十种细菌,也会有霉菌,但是乳酸杆菌应该永远占优势。乳酸杆菌使阴道呈酸性,以抑制其他细菌的生长,保持阴道的健康状态。

男人每次射精可以产生几千万甚至上亿精子,但是只需要一个精子和卵子结合,这需要一个自然选择的过程。阴道是自然选择过程中的第一步。其实绝大部分精子都会在这里“以身殉职”,只有少数可以通过阴道这个屏障。如果你的阴道有炎症,则更不适于精子的生存,精子们就可能在这里“全军覆没”,没有一个可以完成最终任务,造成不孕症。

阴道炎有三种:细菌性,霉菌性和滴虫性。

- 细菌性阴道病:由于乳酸杆菌不再占优势,所以那些杂菌都得以生长,产生鱼腥味。分泌物增加,成米汤样。阴道不再呈酸性,而变为碱性。细菌性阴道病不痒,但是由于分泌物增加和有异味,使病人觉得很不舒服。

细菌性阴道病的典型特征是:月经后,或者性生活后异味和不适感均增加。这是因为月经血和精液都是偏碱性,进一步增加了阴道的碱性,促使杂菌进一步释放出氨。

细菌性阴道病可增加子宫内膜炎、盆腔炎的发病率。降低试管婴儿的成功率,增加早产的发生率,所以一定要检查和治疗。

细菌性阴道病的特点是容易复发。其治疗方法是口服1周甲硝唑。因为常有患者阴道用药时没有放到阴道顶端，所以只治疗了下半部分阴道，造成停药就复发，所以口服用药效果更好。

● 霉菌性阴道炎：每位女性的阴道里都有霉菌存在，并不是"脚气"上的霉菌传染到了那里。但是在正常情况下，阴道的乳酸杆菌占优势，霉菌只是潜伏在那里，成不了什么气候。但是当你用抗生素把占优势的细菌杀死以后，就给了霉菌一个发展的机会，所以霉菌性阴道炎就产生了。它的典型症状就是一个字："痒"。霉菌性阴道炎的阴道分泌物可以从凝乳状到豆腐渣样。

年轻女性、孕妇、服用口服避孕药的女性由于激素水平高，更容易得霉菌性阴道炎，而绝经后女性则很少得这种病。

霉菌喜欢糖。所以糖尿病病人，或者常吃甜食，喝含糖饮料的人，也容易得霉菌性阴道炎。

看来事情都是相对的，一切都处于动态平衡。一味地追求所谓的"干净"，用杀菌剂清洗外阴、内裤，实在没有必要。

霉菌性阴道炎可以阴道用药治疗，也可以口服抗霉菌的药物。

警惕：妊娠期间禁止口服抗霉菌的药物！

● 滴虫阴道炎：滴虫阴道炎是传染性疾病，可以通过性生活、或者使用不洁的澡盆，浴巾等途径传染。滴虫阴道炎的症状是"痒"和分泌物增多。男性往往没有症状，但双方必须同时治疗，不然无法治愈。治疗方法是口服甲硝唑7~10天。

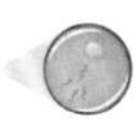

滴虫可以“吃”精子,所以有可能造成不孕。

有细菌性阴道病和滴虫阴道炎时,容易造成早产,以及母亲产后的子宫内膜炎、附件炎、感染、发烧。所以应该及时检查和治疗。

2. 有无宫颈炎

有宫颈炎时,宫颈管的黏液充满了脓性白细胞,精子很难通过。宫颈是子宫的一部分,也是分娩时必须的通道。性病型宫颈炎除了可以引起早产以外,也可以引起胎儿感染,一定要及时检查和治疗。

这里讲的是性病型,也就是衣原体和淋病性宫颈炎。宫颈炎病人可能没有症状,或是只是觉得分泌物增加。有上述宫颈炎时,往往同时会有滴虫阴道炎或细菌性阴道病。所以除了需要治疗宫颈炎以外,也需要口服甲硝唑来治疗以上两种阴道炎。否则,阴道分泌物增加的症状不易改善。

衣原体宫颈炎现在非常常见。这种宫颈炎除了可以引起不孕以外,还可以引起严重的附件炎,造成输卵管阻塞和积水。和细菌性附件炎的不同之处是,衣原体引起的附件炎可以没有发烧,盆腔痛等症状,所谓的“隐蔽型感染”。等到发现输卵管阻塞时,已失去治疗机会。所以一定要及时检查和治疗,而且应该双方同时治疗,否则无效。目前衣原体也出现了耐药性菌株,所以应该在治疗后 6 个星期再复查,以确定治愈。

预防性病的方法是用避孕套,特别是在有新的性伙伴时。阴道冲洗方法无效。完整的皮肤有很强的保护作用,但是性生活时难免有肉眼看不到的小创伤,使得性病得以传播。

3. 有无宫颈癌或癌前病变

年龄在 20 岁以上的女性,只要曾经有过性生活(哪怕只有一次),都应该定期做“宫颈涂片”,起码每 3 年做一次。

宫颈癌是由人乳头瘤病毒引起的。该病毒通过性生活传染,有 100 多种亚型。最新 2014 年 12 月开始出产的宫颈癌疫苗“Gardasil 9”含有9种病毒，可以预防90%的宫颈癌。也可以预防阴茎癌、外阴癌、肛门癌和外阴湿疣。所以西方已给10岁左右的男女儿童免费接种，但是即使接种了该疫苗，仍需要做“宫颈涂片”，因为还有10%的得宫颈癌的可能性。

我已经有好几个病人，多年不做妇科检查，等到有性生活后出血或有阴道不规则出血时，才来看医生，诊断为晚期宫颈癌以后，懊悔不已。不过时光不能倒流，后悔也无法挽回了。宫颈癌是少有的几种可以预防的癌症，千万别让这个噩运落到你的头上！

还有一个病人，觉得自己很健康，所以从来不看医生。直到怀孕了，才来做产前检查。一查就是宫颈Ⅲ期癌前病变！这使医生和病人都为难了。手术不仅可以引起流产，而且在怀孕期间做这种手术出血量极多。不治，让它发展为癌症？千万不要因为无知或侥幸心理，让自己陷入这种进退两难的困境。

很多女性因为自我感觉很好，不去做“宫颈涂片”。但是宫颈癌要到晚期才会有出血症状，这时往往失去了根治的机会。再说，宫颈癌有数年的“癌前病变期”。如果在“癌前病变期”查出来，做个门诊小手术就可以了。再加上治疗后的定期随访，就完全可以避免癌症的发生。

宫颈糜烂和宫颈癌？风马牛不相及

很多女性在做妇科检查后，看到了“宫颈糜烂”这几个字后非常紧张。我只有告诉她们“宫颈糜烂”是一个古老而不恰当的翻译，在西方的医学书籍中早已消失了。

宫颈的表面覆盖的是多层上皮，就像一块红色的肉，上面覆盖了多层塑料薄膜，看上去就呈淡红色。但是子宫颈管里面则只覆盖了一层上皮，就像一块红色的肉，只包了一层塑料薄膜，所以看起来是鲜红色的。宫颈管是躲在子宫颈里的，所以我们

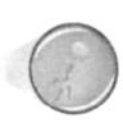

平时看不到。

年轻女性,在女性激素的作用下,宫颈管里面的那一层薄薄的上皮,常常向外延伸了一点,就像一个小孩从门口探出头来看看一样。这部分肉眼看来是红红的,所以多年来被错误地称为"糜烂",其实哪儿也没烂。就像是嘴唇的上皮比脸皮薄,所以看起来也是红红的一样。等到绝经了,女性激素水平低了,宫颈"糜烂"也就自然而然消失了。所以宫颈"糜烂"是年轻的表现。

错误的疗法是用刀将"糜烂"部分剜除,或者用电烧或激光将"糜烂"部分烧伤。造成厚厚的白色瘢痕,看起来就不再红了。但是上述方法应该只用于治疗宫颈癌前病变,而不是应用于年轻,没有癌前病变的女性。

上述"治疗"不仅没有科学根据,而且可以造成宫颈口严重瘢痕形成,引起不孕;或者导致宫颈机能不全而中期流产或早产;还可能造成分娩时宫口不开。总之有百弊而无一利。

小结:宫颈"糜烂"是由女性激素引起的,是年轻的表现,宫颈癌则是由病毒等因素引起的。

4. 妇科超声

几乎所有的女性都接受过妇科超声检查,但是很多人对超声的认识不全面,或者不正确,这里我就解释一下。

有人认为只要盆腔超声正常,就可以除外妇科病,这是绝对错误的。例如子宫颈癌和子宫内膜癌这两种可以预防的癌症,是不能用超声诊断的。

子宫颈癌要靠宫颈防癌涂片或者活检,而子宫内膜癌则要靠子宫内膜活检或者刮宫。这两种癌症之所以可以预防,是因为它们都有数年的癌前病变期,而且可以在癌前病变期用简单的方法诊断和治疗。如果在癌前病变期予以诊断和治疗,加上随访,癌症就可以避免。子宫内膜癌前病变期,根据情况可以药物治疗，而治疗子宫颈癌前病变期，则是一个小小的门诊手术。

如果不孕是由于长期月经不正常，月经周期大于 35 天或小于 21 天的女性，更需要首先除外子宫内膜的癌前病变（过度增生）或癌症，再考虑不孕症的治疗。

我有一个病人，长期月经稀发，30 岁因为不孕而来做检查，子宫内膜活检证实已是子宫内膜癌了。如果早在癌前病变期查出来，也许仅靠服药就可以逆转了。

由于种种因素，中年女性没有子宫肌瘤的是少数，很多女性因为查出几个小肌瘤而紧张得不得了，闹着要做手术。我只有告诉她们，99% 以上的肌瘤都是良性，我当了 40 多年医生，只有一个病人是恶性，与一般的子宫肌瘤不同，它长得特别快。再说肌瘤绝经后就萎缩了，每 3~6 个月观察一次即可，何必在这上面“大做文章”？

有些人超声报告卵巢上有个 2~3 厘米的“囊肿”，也紧张得不得了，我只有告诉她们：“这是卵泡，没有卵泡女人就绝经了，生不出孩子了！”

此外，超声并不能告诉你有无输卵管堵塞，除非已经有了输卵管积水。

超声在诊断妇科病和不孕症上，能力是有限的，绝对不能代替妇科检查。每年只做超声，不做其他妇科检查，而得了宫颈癌的病例，并非没有。

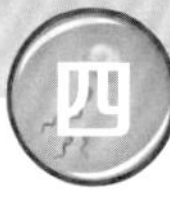

这样做容易怀孕

▶▶ 在排卵期性交

1. 用基础体温 / 排卵试纸预测排卵

基础体温就是在睡了至少 6 个小时以后，早上睡醒，还没有做任何运动时的体温。体温与运动量有密切的联系，大家都知道运动以后会发热。

女性的基础体温受到女性激素的影响。更确切地说，黄体酮可以升高基础体温。

黄体酮要在排卵以后才可能产生的。排卵是在两次月经的中间。如果是 28 天的月经周期，黄体酮要在月经周期的第 15~28 天才会有。

黄体酮可以使基础体温升高约 0.5℃，这是为受孕作准备的。如果妊娠没有发生，黄体酮将在 2 周后从体内消失，体温恢复到排卵前的水平，月经就会来。如果妊娠发生了。黄体酮就会继续存在以维持妊娠，体温也会持续升高。

卵子的寿命很短，所以当卵子进入输卵管时，就应该有精子在那里等着了。精子在女性体内可以存活多久？可能是 48 小时，不过我最近看的一本关于不孕症的书中指出，从月经干净到排卵前的这段时间有性生活，都有可能怀孕。看来某些男性的精子功能很强。但是在今天这个充满了各种化学毒素的环境下，男性精子的数量和质量都大大不如以前了。

2. 怎样测基础体温?

● 买一个口腔体温表,建议买数码的那种,这样可以准确地量出你的体温是36.7℃,还是36.8℃。最好买一个带提示音的,时间到了会响一下,避免因测量时间不足而出现误差。

● 早上醒来第一件事,就是用口腔体温表量体温。这里要强调的是醒来以后的第一件事。所以在量体温时,你应该还是躺在床上的。不能先说话,或者先上厕所,更不能做爱。等你量完体温,记录下来数字以后,再去办这些事情,所以睡前床头应该有体温表、纸、笔(或者你的手机),保证伸手就可以拿到。

● 一定要在床上平卧6个小时以后才能做,不是睡一小觉醒来以后就可以做了,如果你经常上夜班,则不能使用这个方法。

你必须有一张坐标纸,也可以在网上下载有关软件。将每天的体温点上,然后在坐标纸上连成一个条线。虽然每天体温会有小的波动,但是在排卵以后,由于黄体酮的作用,你的体温会平均升高0.5℃。所以整个体温是“双相”的,在月经前半期低0.5℃,在月经后半期则高0.5℃。在下次月经将来之前,你的体温会突然下降,标志着体内不再有黄体酮了。

排卵后体温上升时,一般是慢慢地在1~2天内上去。但是在下次月经前体温下降时则很突然。有些人在体温上升以前,还会有一个轻度的下降,就像是为了跳得高,先蹲下去一样。

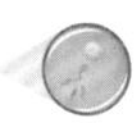

一般来说，体温上升之前暂时下降的那一天，就是你排卵的那一天。因为只有在排卵以后才有可能产生黄体酮而使体温升高。一定要在那天有一次性生活，当然可以在这前后，再各有一次性生活。如果你连续测几个月的基础体温，你心里就会有一个大概的概念，知道你将会在月经周期的第几天排卵。

基础体温测起来确实很麻烦，很少有人可以长期坚持。近些年市场上出现了排卵试纸，只是价格比较贵，而且有些网上买的，质量不一定可靠。

排卵试纸一盒只有几个，所以可以先测 1 个月的基础体温，大概知道自己什么时候排卵，以后就在这个期间用排卵试纸。

排卵试纸阳性，只是说明你将要排卵，所以除了当天有性生活外，还要在第二天，或者隔一天再有一次性生活。

一定要记录下从排卵到下次月经之间的天数，以除外黄体功能不足。

3. 基础体温(BBT)会告诉你什么?

基础体温可以在家里自己测，只需要买一个口腔体温计就行了，非常便宜，它可以帮助你和你的医生得到很多信息。比如：

- 这个月的月经是否是排卵性月经

月经有排卵性的和无排卵性的。如果是无排卵性月经，怀孕是不可能的。无排卵性月经时，基础体温缺乏“双相”的改变，周期一般小于 21 天或大于 35 天。测一个月经周期后，你就可以有个大概概念。

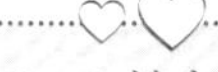

- 从排卵到来月经之间有多少天，你是否因为黄体功能不足而不孕

从排卵到下次月经的第一天，我们称为黄体期。黄体期

应该是12~16天，平均14天。如果黄体期小于12天，则诊断为黄体功能不足，或者不能怀孕，或者怀孕后早期流产。

更年期妇女月经周期缩短，是因为黄体期变短，黄体功能不足而造成。

● 告诉你是否已经怀孕

因为黄体期大于18天就是怀孕了。如果你的正常月经周期是28天，你就可以在周期的第32天，知道你已经怀孕了。

● 告诉你应该在什么时候有性生活

我有不少病人，婚后很有一段时间没怀上孕。我教她如何测基础体温后，她2个月就怀上了，特地来向我道谢。一分钱也没花，什么副作用也没有。

卵子从卵巢排出、进入输卵管后，它的生命是以小时计算的。如果卵子等在那了，精子还没有到，怎么可能受孕！精子进入女性生殖系统后，其寿命也是有限的，所以一定要把握住时机。

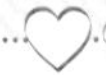

● 正确地预测预产期

一般算预产期是末次月经的第1天，再加9个月零7天，但是这是根据28~30天的月经周期算的。如果你月经周期长，用此法来算，则有误差。我的一个妇科医生同事，月经不准，总是拖后。所以她坚持测基础体温，确切知道自己哪天排卵，应该在什么时候有性生活。怀上以后，她就在排卵期上加2个星期，作为末次月经的第一天，再加上9个月零7天，就可以准确地预测出预产期。

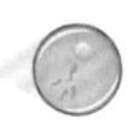

用超声预测预产期会有误差，在20周以前误差为3~10天，在20周以后，误差可能为2周。因为所有的胎儿在20周以前，生长速度基本上是一样的。但是在20周以后，则渐渐显出“个性”。有的新生儿可以10磅重，有的新生儿则只有5磅重。而超声是用测量胎儿各个径线的大小来推测预产期的。所以越在早孕期，误差越小；越在晚孕期，误差越大。只有基础体温可以最准确地预测出预产期。

● 调节药物的剂量

由于个体差异，每个人在治疗不孕过程中，需要药物的剂量也不同，比如说氯米芬，有人每天1片，连服5天就可以排卵，而有些人则需要每天服3片，连服5天。根据服药时的基础体温的改变，医生就可以知道该妇女到底需要多少药量。

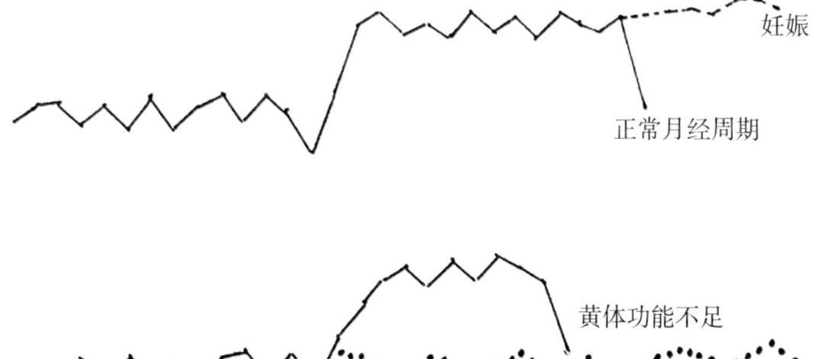

图4　4种典型的基础体温曲线

为了更形象地理解基础体温的曲线，可以想象你在跳远过程身体经过的曲线。你得先在平地上助跑一段，接近沙坑后，你一脚踩在踏板上，身体稍微下蹲，然后腾空跃起，在空中“飞行”一段距离后，再突然落在沙坑里。

所以整个曲线分成两段，前半段低，后半段高，这就叫双相体温，那个踏板就是排卵，排卵时体温会有一天的下降，然后在两天左右达到最高温度，在此温度持续2周后突然下降，预示马上会来月经。

不排卵月经是你没有踩上踏板，不能腾空飞起，只能接着向下跑，所以体温是单相的，在同一水平。

黄体功能不全是跳起后“飞行”的距离太短（小于12天），所以也不能怀孕。

改变性交后体位

一位医生的太太，结婚2年了，也没有怀孕。她先后看过当地的几个妇产科医生，做了不少检查，什么病也没有查出来，最后她找到了我。

我经过检查发现她是后位子宫，而且后位得比较厉害。于是我告诉她性生活后至少要在床上躺半个小时，同时在屁股下面垫一个小枕头。前15分钟脸朝上平躺，后15分钟脸朝下平趴。她回去一试，竟然当月就怀上了。这是几年前的事了。现在他们已经有了两个孩子，还特意给我送来孩子的照片，表示感谢。后来她和丈夫说：“姜还是老的辣。”类似的情况我还有过好几例，也是改变体位后，当月就怀上了。

为什么性生活以后要在床上躺半个小时呢？原来精液射进阴道后，是一团黏稠的胶状物，需要一定的时间才可以液化，只有精液液化之后，精子才能像松绑一样可以自由游动。每个人精液需要的液化时间不同，一般是20分钟以内。

为什么要屁股底下放一个枕头？是为了防止液化了的精液从阴道里流出来。

阴道顶端的后面（靠近直肠的那部分），比前面（靠近膀胱

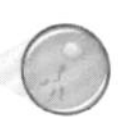

的那部分)要深,所以性生活时的精液一般都射在阴道的后部,我们称为“后穹隆”。如果你是后位子宫,当你躺在床上时,子宫是朝着床的方向,而子宫颈则朝着天上的方向。对于一个小小的肉眼都看不见的精子来说,这个朝上的子宫颈的高度,像是“摩天大楼”,它根本爬不上去,又怎么能从宫颈口钻进去到输卵管去见卵子呢?鹊桥成了云梯。但是女方趴着脸朝下时,精液就有可能盖住宫颈口,使精子可以从里面钻进去。

当然不孕的因素是极多的,这要考虑到子宫后位的程度,后穹隆的深浅,精液射出量的多少和精子的爬杆本领,所以并不是每一个后位子宫的人都会有困难怀孕。

至于前位子宫,子宫颈朝后,靠近直肠。射精后,子宫颈直接泡在精液里,起码给精子创造了一个有利的条件。

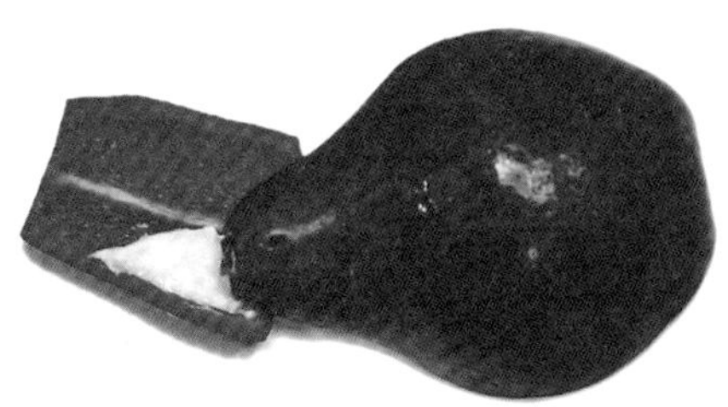

图5 前位子宫时,宫颈口浸泡在精液中。辣椒断面代表阴道,梨代表子宫,而白色的牙膏代表精液

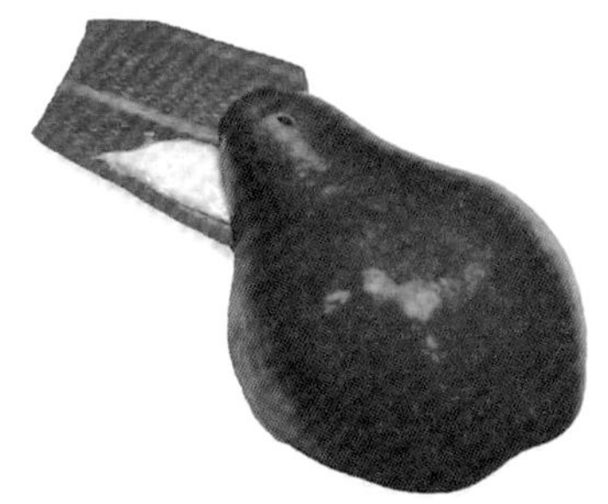

图6 后位子宫时,如果面朝上平躺,宫颈口朝着天,远离精液

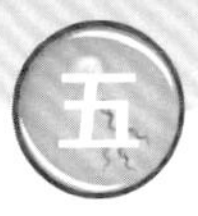

怎样改善精子功能?

▶▶ 精子想告诉你的心里话

自盘古开天地以来,每个雄性都想把自己的基因传下去。每个雌性都想要选择基因最强的那个雄性。所以在进化过程中,雄性用产生大量精子的方法,而雌性则设下重重的障碍,从而达到选择的目的。

“我”是一个小小的精子,产生于男主人的“生育基地”。男主人有两个鸡蛋形的生育基地,称为睾丸。我的使命是将男主人的基因传下去。在完成男主人交给我的使命之前,我必须先在基地里完成74天脱胎换骨的改变,才能成为一名真正的勇士。成熟了的我,体型有点像蝌蚪,但是比蝌蚪的速度快多了。

在我头部的最前面,被称为“顶体”的那部分,含有“化学武器”,可以溶解卵子外面的保护层。其后面是包裹得紧紧的男主人的遗传基因。在头和尾巴之间,充满了被科学家称作“线粒体”的结构。线粒体可以将精液中的糖转化为能量,推动我快速前行。我是靠尾部的甩动而前进,有点像蝶泳运动员。

参加每场求爱之战的大概有几千万名勇士吧。我们都抱着必死的念头,知道在这场战斗中存活下来的机会微乎甚微,但又都希望自己成为那个唯一完成使命的佼佼者。

一天晚上,突然一声炮响,我们就都糊里糊涂地被从一个长长的炮膛里打了出去,身不由己地进入了一个温暖潮湿但又十分陌生的地方,据说这个地方叫“阴道”。我的周围裹满了又黏又稠的物质,直到好几分钟后,这种黏稠的物质“液化”了,我才可以游动。

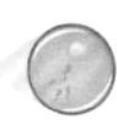

这时我才有可能看看周围的弟兄们，发现他们大部分都已经“以身殉职”了。有的是经不起这一通折腾，有的是不能耐受阴道这个酸性环境。有的则是被阴道里的寄生虫，滴虫“吞噬”了，好惨呀（阴道里是不应该有滴虫的，至于滴虫怎么到了阴道里，详见本篇三“妇科检查应该包括什么？”）！

我马上意识到自己的使命，拼命地向宫颈口冲去。到了宫颈口一看，剩下的只有几百个兄弟了。宫颈口的上面是一个管道，称为“宫颈管”。虽然宫颈管只有3厘米那么长，但是对于我们这些小小的精子来说，简直像是几百米长的峡谷。在峡谷里，还可能会受到对方炮弹的猛烈袭击。

我们可能遇到的炮弹是“白细胞”。原来如果女主人有“宫颈炎”（常常是由衣原体和淋病奈瑟菌等引起的），宫颈管里就会充满重型炮弹——白细胞，多强悍的勇士都很难冲过去。还好这位女主人并没有宫颈炎，所以我们几百个兄弟得以冲过峡谷，到达了一个突然变得宽大的宫殿——子宫。

无心观赏宫殿的美景，牢牢记住自己使命，我拼命地游到宫殿侧面的“游廊”里。据说这叫“输卵管”。输卵管又是另一个狭窄的管道，能到达这里的兄弟们就只剩下百把个了。我们分别隐藏在输卵管里面的褶皱里，只等卵子一来，就向她冲过去。

卵子比我们大很多倍。一个月只到输卵管来一次，一次只待几个小时。卵子的外面还有两层保护结构，最外面的一层像皇冠一样，称为“放射冠”，里面的一层则像一圈护城河，称为“透明带”。

只要卵子一到，弟兄们就一起冲上去，团团将它围住。但是只有最强悍的那一个，可以用尽最后一点力气，穿透卵子的保护层，完成男主人交给我们的使命（图7）。

这时的卵子就称为“受精卵”了。受精卵要在输卵管里待几天以后，才能进入到子宫，继续发育为胎儿。

人啊，你的出生还有这么一段鲜为人知的故事呢！

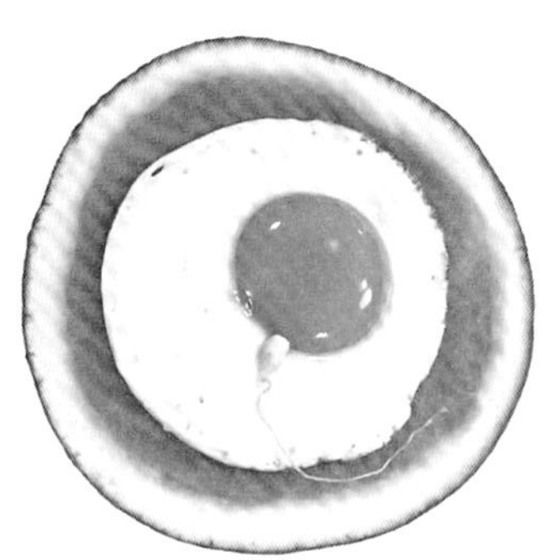

图 7　受精过程

西瓜断面代表输卵管。鸡蛋黄是卵子，蛋白是卵子外面的保护结构。而精子则是那粒豆芽，正在向卵子里面钻

作为一个精子，我不得不向人类指出，在过去的 40 年里，我们每次可以参加求爱之战的勇士们，不但数量不断下降，而且质量也越来越差。40 年前，在每次战斗（射精）中，可以参加战斗的勇士们是以“亿”来计算，而现在却只能以“千万”甚至“百万”来计算，而且畸形的精子越来越多。为什么呢？因为人类只顾着舒适和赚钱，甚至虚荣，生产出了大批污染环境的毒素。

我们是身体里生长最快的细胞之一，所以也最容易受到环境污染的影响。世界上每年都有众多的生物，由于环境污染而绝种，被灭绝。如果我们不注意保护环境，这个“灭种”的厄运也许将会降落到人类的头上来。太可怕了，不敢再想了，就此打住吧！

怎样提高精子质量？

很多人认为怀不上孩子是女方的事。我的不少女病人也认为怀不上孕是自己的错，情愿接受各种检查治疗，男方却常常躲在后面，迟迟不去作一个基本的精液化验，也不戒烟。其实不孕症的因素中，有一半是因为男性因素。在过去行医的40多年中，

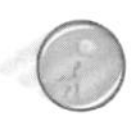

我亲眼看到男人们的精子计数呈直线下降。

精子计数是以百万为单位的,这里我只讲百万单位前面那个数值。在 20 世纪 70 年代,正常计数是 60 单位以上,计数 100 单位以上的也时时可以看到。后来降至 40,20,现在 16 就算正常了。就是这个数字,很多男士还不能达标呢。

不少男士虽然在计数上达标了,但是畸形精子数量太多,或者精子的活动力不够,不能像百米冠军一样冲刺。

精子是肉眼看不见的。在显微镜下看精子时,精子的形状像是一个蝌蚪,头部长约 5 微米,携带着男人的全部遗传基因。尾巴长度是 50 微米,精子靠尾巴的甩动向前游动。能量足够的精子在显微镜下一闪而过,能量不足的精子,半天还在视野中。至于更差的,则只会在原地打转。精子还有双头的、双尾的、大头的、小头的、缠绕成一团的种种畸形。

正常精子的游动的速度是每秒 50 微米。相当于一个 2 米高的游泳运动员每秒要游 20 米。而且在 5 秒里完成百米的距离。但是世界游泳百米纪录却是 50 秒左右。看来与身体的长度相比,精子的速度比世界游泳冠军还要快 10 倍!

精子要游多远,才能遇到卵子?根据精子的长度和它到输卵管遇到卵子的距离,相当于一个 2 米高的运动员游 4000 米的距离。这还不算,精子在遇到卵子后,还必须要有足够的剩余能量,能够穿透卵子外面的两层保护结构:放射冠和透明带。就像一个马拉松运动员,跑到最后还必须有足够的能量,穿越数层障碍物,再游过一条河,才能到达目的地,多么艰辛的历程!

运动需要能量,如果生产的能量不够,精子在射出后无法快速上行到输卵管去见卵子。即使见到卵子,也没有足够的能量穿过卵子外面的两层结构而使卵子受精。这就是很多不孕症的男性因素。缺乏能量的精子,就像是汽车出发前没加够油,跑不了多远,只有以失败告终。

要改进精子的数量和质量,要从两方面下功夫:

1. 改变精子制作工厂（睾丸）的工作环境

睾丸为什么在身体外面？是因为37℃的体温对它来说太高，不利于精子的发育。所以如果你在争取怀孕，一定要避免局部温度上升。

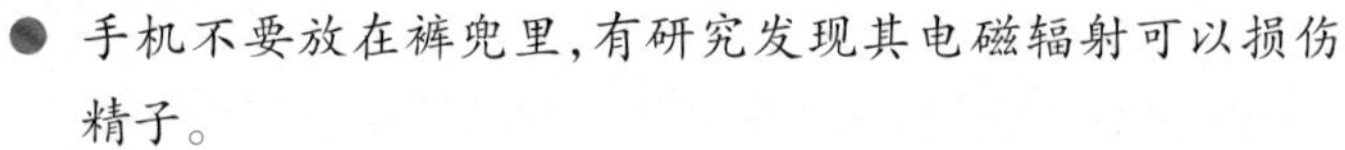

● 手机不要放在裤兜里，有研究发现其电磁辐射可以损伤精子。

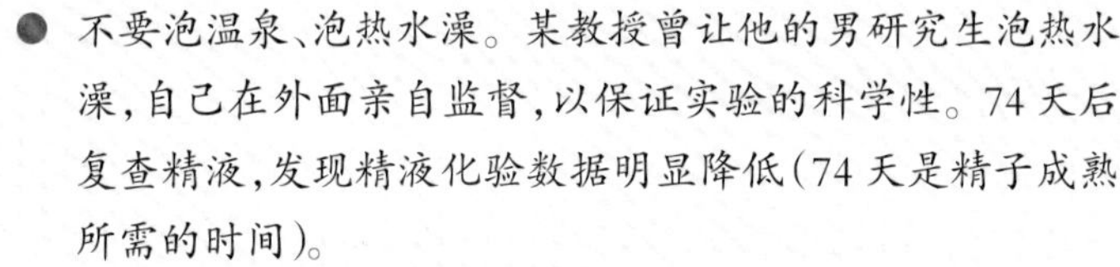

● 不要泡温泉、泡热水澡。某教授曾让他的男研究生泡热水澡，自己在外面亲自监督，以保证实验的科学性。74天后复查精液，发现精液化验数据明显降低（74天是精子成熟所需的时间）。

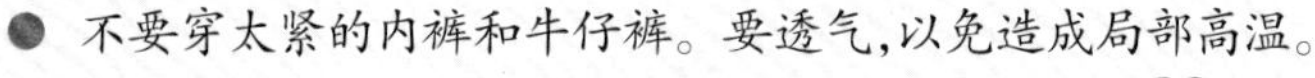

● 不要穿太紧的内裤和牛仔裤。要透气，以免造成局部高温。

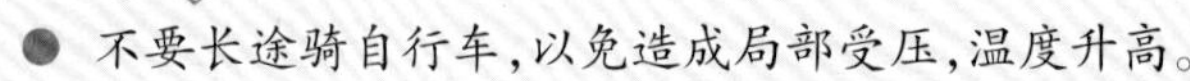

● 不要长途骑自行车，以免造成局部受压，温度升高。

● 使用手提电脑时不要放在大腿上。不少年轻人在等车等飞机时这样做，这是一个不好的习惯，可以升高大腿根的局部温度，还会有电磁辐射。

2. 改进线粒体功能

精子是从睾丸里的精原细胞衍变而来，睾丸需要在每天生产出大批的精子，工作量非常大，需要大量的能量供应，这些能量都是由精原细胞中的线粒体制造的。线粒体是精子能量的供

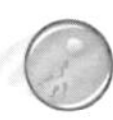

应部,“老化”或者“毒化”了的线粒体当然会功能很差。

不仅是精子,人类的任何活动都需要能量,所以改进线粒体功能与人类的寿命与健康也有密切关系。那么生活中的什么因素可以损伤线粒体?什么因素可以促进线粒体的功能?

下面我们就分析一下,生活中的哪些因素可以使线粒体“提前衰老”。

“糖化”和“氧化”是衰老的两个重要原因,要避免过度“糖化”,就是要避免摄入糖、含糖饮料、精米精面这些所谓“单纯性碳水化合物”,而是吃豆类、杂粮,这些“复合性碳水化合物”。这样才可以避免血糖高峰,减少糖化反应。

怎样避免过度“氧化”?答案是吃各种各样的“抗氧化剂”。精子质量差与“抗氧化剂”缺乏有关,缺乏抗氧化剂时,精子的染色体会出现断裂和碎片。治疗方法是口服3个月的“抗氧化剂”。

什么是“抗氧化剂”呢?

如果家里有某样铁器,放在空气很容易生锈,这是因为空气中的氧气和铁结合形成了氧化铁,但是如果你给铁器涂上一层油漆,避免了氧气与铁的接触,铁器就可以耐久使用。这个油漆就是铁的“抗氧化剂”。

我们的身体里面也不停地进行着氧化反应,因为只有氧化反应产生的能量才能使我们保持体温,得以运动。但是氧化反应同时也可以使我们衰老得快。所以要推迟老化,就必须吃各种“抗氧化剂”。

“抗氧化剂”在哪里?在蔬菜和水果的颜色里面。蔬菜和水果的生长离不开阳光,但是蔬菜和水果也必须避免阳光引起的过度的氧化反应。阳光中的紫外线可以使空气中的氧气变成臭氧,这是最强的氧化剂。这就是为什么阳光可以使衣服褪色,使皮肤老化。蔬菜和水果是用其颜色来避免过度氧化。同样的道理,没有日光我们看不见,但是阳光太强眼睛又受不了,所以要戴墨镜来保护眼睛。

所以要避免衰老的快，就要吃各种各样的“抗氧化剂”，也就是各种不同颜色的蔬菜和水果。美国的很多名医、明星都在这样做。

很多人怕吃菜，是怕其中的硝酸盐和亚硝酸盐。这些几十年的过时理论还在被重复着。这些人不知道的是，最近诺贝尔奖获得者，恰恰是因为研究出了亚硝酸盐对健康的好处。在《心脏病的全面解决方案》(英文版)一书对此作了详细解释，现翻译如下。

蔬菜吸收了土壤中的氮将其变为硝酸盐，我们在吃菜时，口腔中的细菌和唾液中的消化酶将硝酸盐转化为亚硝酸盐。吃进胃中后，胃液和胃中的消化酶又进一步将其转化为一氧化氮(nitric oxide)。

一氧化氮可以减少血管中动脉硬化斑块的形成，而且减低血液的凝聚力，因此可以减少脑梗死和心肌梗死这些突然死亡的发生。

我们都知道亚硝酸甘油可以扩张血管，治疗心绞痛，一氧化氮也有松弛血管的作用。英国伦敦的玛丽女皇大学的研究发现，吃一碗生菜以后，血压可以在几小时内降低 11.2 毫米汞柱。

所以目前西方名医多次在健康节目上鼓励大家多吃青菜，当然能吃到有机的青菜更好。含硝酸盐丰富的青菜有：菠菜、油菜，及各种颜色的包菜、生菜、甜菜、松子等等。

澳大利亚的《生育与不育》杂志最近发表了一篇文章，证实服用 3 个月的抗氧化剂可以促进精子的功能，改善线粒体功能。因而可以增加受孕率，减低流产率。

怎样让精子冲得快？从上届奥运会美国游泳队夺冠谈起

精子的生涯就像是一场奥运会的夺冠竞争，只有游得最

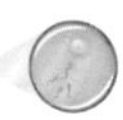

快、最有能量的那个精子有可能取胜。那么在奥运会上夺冠的美国游泳队是怎样取胜的呢?我们可以从中学到什么呢?下面我就从头说起。

你是否想过,运动员要一下子游得那么快,他的能量是从哪里来的呢?你会说是肌肉的细胞。那是肌肉细胞的哪一部分呢?

就像产品是工厂生产的,但你是否知道是工厂的哪一部分生产的?要增加产量应该从哪一部分入手?

要使运动员增加速度,就必须要弄清楚是肌肉细胞的哪一部分生产能量,如何改善这部分的功能。这就是科学的最新发展。

如果将细胞比作一个工厂,细胞膜就是工厂的围墙。细胞核就是工厂总工程师的办公室,它是通过染色体上携带的基因指出产品的方向。而细胞质里的线粒体,才是生产产品的一个个厂房。

我们早就知道细胞质中有线粒体,但是对其功能的认识却是最近的新进展。看来要提高运动员的成绩,必须从线粒体入手,知道怎样增加线粒体的功能。

我们现在知道,线粒体的功能与年龄密切相关,越老功能越差。这就是为什么运动员到一定的年龄就缺乏爆发力,需要退休。而老年人也永远不能像年轻人那样精力充沛。

线粒体还受化学毒素的影响,因为加工后食品和工业化生产出来的肉、奶必须加有各种化学物质或者保证其在货架上长期不变质,或增加经济效益,所以这类食物一定要尽量避免。

我们日常使用的各种人工合成的化学物质,大概有四万种。我们只知道使用它们,但是对它们究竟是什么,会对人身有什么重大的影响,却缺乏认识。当然这些化学物质的急性毒性是检测过的,确实在正常使用的情况下,没有急性毒性,不然它们也不可能上市。因为有明显的因果关系,当然责任也明显。

就像食物中毒事件一样，因果明显，也极容易被查出责任方。

但是如果你吃了某种食物，十年后它的致癌副作用才开始出现，那时你也许已经忘记了这件事，而且在这十年之内，你又吃了不少食物，你怎么能证实到底是哪种东西致癌了呢？所以制造商可以完全摆脱责任。

再说关于很多日用化学制品对健康的损害，我们也是很多年以后才知道的。

下面就从美国游泳队 2012 奥运会夺冠秘密谈起

奥运会每四年召开一次。中国、美国、俄罗斯三大国的运动员们都在暗中加强训练，看看哪国获得的金牌最多。夺金、夺冠表面看来是运动员在角逐，其实也反映了一个国家的科学水平。其实冠军与亚军的速度之差可能只有百分之一秒，但是在这百分之一秒的后面，却凝聚无数小时的心血和无数人的共同努力。认为运动员只要吃够蛋白质（牛奶、鸡蛋、肉类）就行了，是过时的“科学”。

在 2016 年出版的一本新书《吃土》的作者艾克斯（Axe）是一名“自然医学”的医生。

在美国准备 2012 奥运会的训练过程中，为了使运动员达到最佳身体状态，艾克斯医生被请去给予营养咨询。虽然运动队有自己的营养师，但是有的运动员在训练受伤后恢复得慢，有的速度提高得不理想。游泳队认识到饮食对运动员身体状况的巨大影响，而艾克斯医生在这方面经验丰富。

琼斯是 50 米和 100 米的自由泳者。他在一次训练中受伤，迟迟不能恢复。艾克斯医生问他喝什么饮料，他说运动队的营养师叫他每次训练后喝巧克力牛奶。艾克斯医生认为这种饮料不健康，因为巧克力牛奶中含有大量的糖。他建议用椰奶、蓝莓和有机蛋白粉打成一种糊状物来喝。

在他的饮食方式指导下，加上其他的辅助治疗方式，这位运动员的伤痛得到很快恢复，游泳速度也提高得很快。

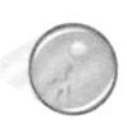

美国《农业和食品化学杂志》中的一篇研究报告指出:一杯牛奶可能含有20种化学物质,除了给牛常规使用的生长素和抗生素以外,还有各种给牛使用的药品,包括止痛剂,都可以从牛奶中测出。艾克斯医生建议如果吃奶制品,最好喝有机羊奶,或者用有机羊奶制成的芝士。

椰奶是用椰肉和椰汁打碎后制成的,是美国营养界目前推广的一种饮料之一。另一种饮料是大杏仁奶(almonds milk)。这两种饮料在北美几乎每个超市都可以买到。也可以自制杏仁奶。将大杏仁浸泡并在冰箱中过夜,第二天早上用搅拌机打碎、过滤即可。

于是泳队教练请他给泳队的其他人,包括给在奥运会上夺了多项金牌的大脚菲尔普斯提供饮食指导。

他发现有位运动员为了省事,常常到麦当劳这类快餐店吃饭,还吃炸薯片。他建议将早餐改为有机鸡蛋,燕麦粥和新鲜水果。午餐和晚餐为新鲜蔬菜做的色拉,用薄面饼包裹的健康的蛋白质。为什么用薄面饼而不是用面包?因为面包吃进去后很快变成糖。而面饼则不易消化,因而可以缓慢地变为糖,供身体利用。健康蛋白质包括有机的鸡蛋、鱼、鸡肉、火鸡肉和少许红色肉类。"有机"是关键,避免各种化学毒素。

这位游泳运动员罗切特后来在奥运会上夺得两枚金牌、两枚银牌。他在接受采访时特别强调饮食习惯的改变与他取得良好成绩的关系。

饮食可以从细胞的水平影响一个人的健康状况。良好的饮食习惯可以使你觉得充满能量,身体处于最佳状态,因而改变运动成绩。

什么是最佳性生活频率?

从怀孕的角度来看,什么是最佳的性生活频率?很多人不好意思问,而是靠着想当然办事。

有些夫妻认为性生活的次数越多越容易怀孕，殊不知性生活太频繁，睾丸供不应求，只有把没有“训练”好的“娃娃兵”送出去参战，“娃娃兵”是没有战斗力的。还有些夫妻“舍不得”用精子，要一直要等到排卵期才有性生活。殊不知性生活太稀疏，已经训练好的“战士”们在那里长期等待，还没参战，就已经消耗了不少能量，所以这些老兵也是没有战斗力的。

最好的性生活频率是隔一天一次，特别是在排卵前后。最主要的是月经干净以后和排卵期前后。至于进入了黄体期，也就是排卵几天以后，则无关紧要了。排卵期是宫颈黏液最稀最多的那一天。宫颈黏液像鸡蛋清一样，放在两个手指之间可以“拉丝”。这时的宫颈管就像是高速公路，可以使精子顺利通过。排卵后，宫颈黏液变得黏稠，堵住宫颈口，精子无法通过，以保护子宫内的胚胎。

不少用排卵试纸的人对其原理不理解，以为试纸变阳性那天就是排卵日，在那天有一次性生活就不再有了。这也是错误的。排卵试纸阳性，说明你将在未来的24到36小时内排卵，所以除了当天有性生活外，还要在第二天，或者隔一天再有一次性生活。

有些夫妇在性生活时用润滑剂，很多润滑剂也有杀精作用，需要买特殊的润滑剂。

在做精液检查前，了解一下检查前需要多少天不射精，一般是三天。另外，因为避孕套含有杀精剂，不能用一般的避孕套收集精液作检查。

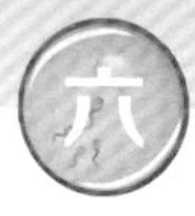

多久怀不上应去看医生?

不孕症的定义是夫妻双方有正常性生活,1 年以上不能怀孕。但是具体到每一个人,则要根据年龄来决定。

这个定义是怎么出来的呢? 是从临床观察中得出来的。如果 100 对健康夫妇同时开始准备怀孕,在一年后大约 85%~90% 都可能怀上,而且大部分在开始几个月怀上。剩下的 10%~15% 则称为不孕症。这些人以后也不是绝对没有机会怀孕,只是机会很小了。

但是,人类的生育能力是随着年龄的增长而下降。最佳的生育年龄是 20~30 岁。35 岁以后,生育能力逐年下降,40 岁以后,生育能力下降更快,每 6 个月就下降一级。

所以如果你还年轻,只有 20 多岁,你还有本钱去等等再说,但是如果你已经 35 岁,所剩的生育本钱不多了,如果这个年龄 6 个月还没有怀上,就要尽早开始检查和治疗,不要一味拖延。

每对夫妻在生育问题上都有自己的观点,如果你的观点是一定得有一个孩子,那就早下手,越等卵子的质量会越差,妊娠的合并症也可能会更多。原因很简单,时光不能倒流,人是越活越老。卵子生下来就这么多,不能再生,也在不断老化,不断消耗,而且都是挑好的先消耗。所以与其等,不如早下手。

不少人一听说不孕症的检查,马上就想到试管婴儿,马上就想到要花大笔钱,或者想到一定会很痛,犹犹豫豫、迟迟疑疑,最佳的生育年龄就这样错过了。等到最后终于下决心作检查时,才发现太晚了。

其实看了这本书以后,你就会明白,有些治疗方法只是简单的"小窍门",根本不需要花什么钱。

比如说精液检查不痛也不贵，对身体毫无损伤，而且一半的不孕症是由于男性因素，所以做精液检查可以帮助你起码除外了一半的因素。

用基础体温或排卵试纸预测排卵，在排卵期同房，也不过是一个体温表的价钱，排卵试纸也许比你在外面吃一顿饭还要便宜。也不需要挂号、排队、看医生。

改变性交后体位更是一分钱都不用花的事，也绝不需要暴露你的隐私。

治疗不孕症的方法，不是只有试管婴儿，很多完全可以用药物治疗。我认为人工授精花费不多，几乎接近自然受孕，对健康也毫无影响，可以作为不孕治疗的第一步。至于其适应证，将会在本书第三篇予以详细讨论。

饮食与生活习惯也可以改变精子质量，降血压、降胆固醇、降血糖，提高受孕率，不仅对你自己今后的健康长寿有益，也有利于下一代的健康。

对母子健康均可造成损伤的数种营养缺乏，并不需要买昂贵的补品。维生素 D 缺乏可以用简单的晒太阳解决，B 族维生素及其中叶酸的缺乏可以用吃全麦食品、糙米、杂粮来解决。钙、镁、钾及微营养素的缺乏可以简单地用多吃豆类、豆腐、蔬菜、水果的方法来解决。

总之一句话，回到你外祖母当年的传统的饮食和生活方式，意识到现代舒适的生活方式对健康的不利影响。能走路去的就不要开车，能上楼梯的就不要坐电梯……不要因为追求舌尖上的美味而损害身体的其他部分，甚至损害你即将拥有的胎儿。饮食和生活习惯的改变绝对不是一朝一夕的事，很多营养素的缺乏，也不是一天就可以补上的，要从今天开始，从现在开始，越早越好。

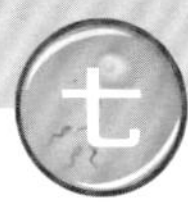

不孕症有哪些基本检查?

1. 精液分析

精液分析是一个毫无创伤的基本检查,应该是不孕症检查的第一步。在检查前应该有 3 天不射精。不要用常规的避孕套收集精液,因为里面含有杀精剂。如果在家里收集精液,在前往化验室的过程中要将精液标本保持在体温。可以贴肉放在裤腰里,也可以放在胸罩里。生育中心一般有专门收集精子的房间。

精液化验报告会有很多项,但是关键是以下几项:

- 精子总计数:后面是以百万(10^6)为单位;
- 形态正常精子的百分比;
- 活动精子的百分比。

如果你的精子总计数是 60,虽然形态正常精子只有 1%,也比总计数只有 20,正常精子有 2% 的要好,因为 60×1% 大于 20×2%。

在辅助生育中心,还会进一步将正常精子根据其前进速度分级,比如 A 级精子,B 级精子的百分比等等。

2. 甲状腺功能

甲状腺功能是女性在不孕检查中最重要的一项化验。甲状腺素不是女性激素,却牢牢地控制着女性的生理和生育功能。

甲状腺控制生命的火炉。人体的任何一项功能都需要能量,而甲状腺决定人体要制造和消耗多少能量,也就是这个火炉要烧多旺。

甲状腺功能也像是你每个月的生活费。甲状腺功能低下时，就像你某个月没钱花，所以你只能买最便宜、最低质量的衣物，更不可能去下饭馆、交女朋友。

在甲状腺功能低下时，体温降低，全身无力，月经不正常，头发、眉毛脱落……身体会用各种方法节省能量。进化过程中生命的基本原则是，首先维持自身的生命，其次才是产生下一代。因为妊娠需要消耗大量的能量。所以甲状腺功能低下时发生不孕或者产生低质量下一代的几率增加。妊娠期间因为能量供应不足也可能造成早产、胎死宫内等合并症。

加拿大是全民公费医疗，政府为了节省庞大的医疗开支，在筛查甲状腺功能时，只查促甲状腺素（TSH）一项，除非医生另外提出特殊要求。因为这是最重要，也最有诊断意义的一项。

所以如果你拿到多项复杂的甲状腺化验单时，只需要找“促甲状腺素”（TSH）这一项，如果你的值是在“1”或者“2”左右，你就可以大松一口气，因为你的甲状腺功能是正常的。甲状腺功能异常将会在下一章详细讨论。

由于环境污染、肠道菌群不正常、以及自身免疫性疾病的增加，甲状腺功能异常也越来越常见。所以也是西方年检中必查的一项。

甲状腺功能异常与不孕的关系，将在第二篇详细讨论。

3. 卵泡刺激素（FSH）

人类社会不过是几千年的历史，但是人类却是经历了几亿年进化过程的产物。所以人体比人类社会要复杂得多。

人体的基本生理功能是由大脑下面的一个结构——垂体控制的。垂体就像是“总理办公室”。垂体分泌的促甲状腺素指挥甲状腺，控制全身的能量消耗。垂体分泌的卵泡刺激素和黄体生成素是指挥卵巢的生育功能，而垂体分泌的“催乳素”则指挥哺乳功能……垂体共分泌七种激素，控制身体的基本功能。有些与妊娠无直接关系，所以不在此一一讨论。

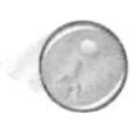

月经第 2 天或第 3 天的卵泡刺激素的水平，反映了卵巢上还有多少卵子剩下来，以及这些卵子的质量，所以也大概反映了离绝经有多远。

为什么？因为卵子不能再生，你的卵子和你一起老化。而且在生命过程中好卵子首先被挑出来使用了，剩下都是质量差的，最后连质量差的也没有了，女人就进入了绝经期。

质量好的卵子为什么被先用了呢？因为发育良好，它表面有足够的接受卵泡刺激素的受体（受体就是某种信号的接收器）。所以这样的卵子可以“捷足先登”，很低的卵泡刺激素就可以将它唤醒，而进入生长发育周期。至于那些质量差些的卵子，因为缺乏受体，所以只有在卵泡刺激素水平高时才能感知到。绝经期时，卵泡刺激素的水平达到最高值。

为什么要在月经第 2 天或第 3 天测呢？因为卵泡刺激素的水平在整个月经周期中会有波动，在排卵期也会有一个高峰。所以在月经周期中哪天查很重要。

所有的女性激素水平，在整个月经期间都会出现波动，而且与月经周期的天数息息相关。

4. 黄体生成素（LH）

黄体生成素的最主要功能就是一个——促进排卵。在月经中期，黄体生成素会有一个高峰，排卵试纸就是用这个原理来预测排卵。在月经中期也会有一个卵泡刺激素的高峰，与黄体生成素协同作用，达到排卵的目的。

5. 催乳素

下面就讲讲总理办公室（垂体）分泌的另一种激素——催乳素（prolactin）。

催乳素的水平也在不断变化。睡眠、紧张、乳头刺激都可能造成催乳素升高。哺乳期婴儿的吸吮动作造成的催乳素升高，有助于乳汁分泌。

在生育门诊经常看到轻度催乳素升高现象，大部分与精神紧张有关。所以心态放松有助于妊娠。

甲状腺功能低下也可以造成催乳素升高。当然如果催乳素显著升高,则应除外垂体肿瘤。这个问题比较复杂,个人情况不同,应听从医嘱。

催乳素升高可以引起黄体功能不足、月经稀发、甚至闭经,当然可以引起不孕症。

6. 雌激素、孕激素、雄激素

卵巢是总理办公室(垂体)指挥下的一个部,称为生育部。卵巢共分泌三种激素:雌激素、孕激素(又称黄体酮)和雄激素(又称睾丸酮)。这些都是围绕着卵泡的细胞产生的。卵泡在月经周期中先是长大,后来又破裂(排卵)然后又萎缩,所以这些激素的水平也在周期性的变化。

比如说雌激素在一个月经周期中有两个高峰。而黄体酮只在排卵以后才存在。对于正常月经来说,黄体酮只在月经周期的后2周存在。如果是无排卵性月经,则整个月经周期中都没有黄体酮存在。

有人会觉得奇怪,为什么女人身体中也有雄激素?同样,男人身体中也有雌激素。只不过量都很低。女性体内的雄激素与性欲有关。女性雄激素轻度升高,可以引起多毛。

7. 抗米勒管激素

抗米勒管激素(AMH)是最近发现的一种激素,它可以更精确地反映卵巢储备,也就是卵巢上还剩下多少卵子。它的水平与试管婴儿的成功率有密切的关系。对试管婴儿的用药也有指导意义,当然对于离绝经期有多远也有指导意义,因为绝经就意味卵巢上的卵子用完了。

为了便于理解这个问题,我先用银行储备这个概念来解释。如果估计一个人的财产,一个是看他的定期存款,也就是留到以后用的钱,另一个是看他的活期存款,也就是日常生活用的钱。一般来说,定期存款多时,活期上的日用钱也会多。

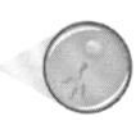

卵巢上储备的卵子也有两种形式。一种是没有开始发育的沉睡的卵子，这种卵子非常小，超声是看不到的，相当于定期存款，是为以后用的。另一种是初步发育了的窦卵泡，超声可以看到。每个月就是从窦卵泡中选出一个佼佼者来排卵和受精。

我们已经知道，每个卵子的周围都围绕着分泌激素的细胞。AMH 就是沉睡的、超声看不到的卵子周围的细胞分泌的。所以激素水平高比较好，水平低说明你已经靠近绝经期。就像银行中不再有定期存款一样。

AMH 尤其对34岁以上生育妇女的生育能力最有指导意义。

关于不孕症的基本检查就简单介绍到此。其他有创伤性的检查，比如输卵管造影、宫腔镜、腹腔镜则会在第二篇，讨论具体疾病时予以详细介绍。

第二篇　为什么怀不上？怎么找原因？

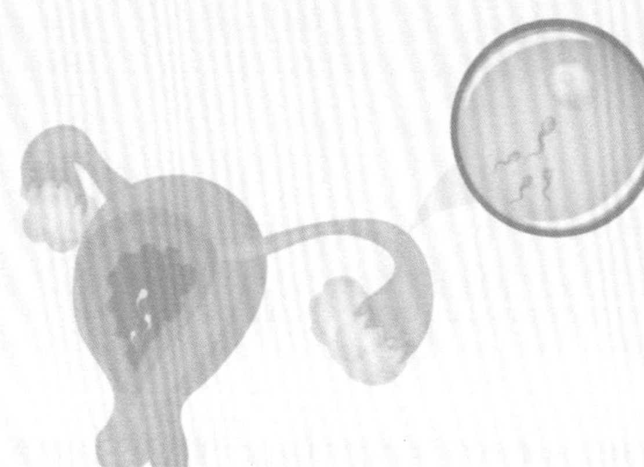

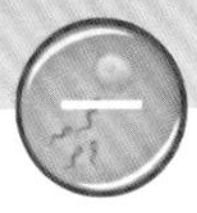

年龄与生育能力——认识卵巢储备

▶▶ 什么是卵巢储备？

你存了一笔钱去旅游，这就是你的“旅游储备”。你还能够玩多久，取决于还剩多少钱。你在旅游中途，肯定想知道还剩多少钱，来决定下一步的行动方案。

生育也是一个旅程。你在生育的旅程能够走多久，决定于你的“卵巢储备”。这就是为什么有的人40多岁了还能生孩子，而另一些人30多岁就怀不上了。

当每个女婴出生时，妈妈都给她在卵巢上准备了一批卵子。卵子不能再生，只能不断消耗。在生育的旅程中，生育功能就全靠这些卵子的数量和质量。好的卵子都在生育年龄的早期被一个个的挑出来使用了，剩下的就是质量差的，我们称为更年期。最后卵巢上不再有卵子，只剩下“空”卵巢，女性就进入了绝经期，自然生育已不可能再发生。绝经就意味着卵巢生育使命的结束。

卵巢的寿命和人的寿命一样，有长有短。有的人40岁就绝经了，有的人55岁才绝经。平均绝经年龄是50岁，在绝经期前还有五年左右的更年期。这时卵巢上剩下来的都是质量差的卵子了，所以不容易怀孕，怀了以后流产率升高，先天畸形的发生率也增加。

如果你是40岁绝经的人，那35岁以后就进入更年期，当然这时生育会有困难，但是如果你的绝经年龄是55岁，你在35岁时卵巢仍有相当的储存，如果其他因素都正常的话，也许怀孕不会有太多困难。

仔细一想，当代女性的寿命可以很长，但是她可生育的时间却相对很短。卵巢在十几岁时才开始发育和成熟，最好的生育年龄是在 20~30 岁。一般来说，35 岁时生育能力有一个骤降，以后每年递减。40 岁以后，生育能力每 6 个月就递减一次。当然个体差异很大。

你一定会问，为什么以前没听说过“卵巢储备”这个词，现在突然出现了呢？

以前的女性 20 多岁结婚，一结婚就怀孕生子，基本上在 30 岁以前就完成了生育任务。

现代的女性 20 多岁时很容易怀孕，但是因为事业和其他社会因素而一而再，再而三地推迟生育，甚至为了一点点小事而轻易做流产，很多女性等到 35 岁后想怀孕时，却发现很难怀上了。好不容易怀上了，却以自然流产告终，甚至怀了畸形胎儿。

有一位病人，要生一个最好、最理想的孩子，却不理解卵巢储备是最重要的因素。她先是等男方戒烟戒酒，后是又等自己的牙病治好……等到一切都满意了，自己也 40 多岁了，怀不上了。去了美国几个试管婴儿中心，检查后都觉得她的成功率太低，流产率太高而不愿为她做试管婴儿。因为她不知道年龄是生育的最关键因素。

关键是很多人在这方面缺乏认识。有些人认为只要自己身体好，就能生出孩子。还有些人认为，只要还有月经，就应该能怀上孩子。当残酷的现实证实她们的想法是多么不科学时，才后悔不已，希望自己多年前能知道卵巢储备这个概念。

人生的很多错误决定是可以改正的，唯有这个决定无法改正，因为时光不可逆转。

美国的妇产科协会的一项调查报告发现：一半以上的女性表示，如果她们以前知道年龄与生育能力之间的关系，她们会在生育问题上做出不同的决定，而不是一味拖延。所以美国妇产

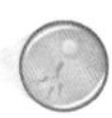

科协会建议医生应向病人提及这方面的信息。

那么卵巢上的卵子是怎样被消耗和使用的呢?

在每个月经周期的开始,卵巢都进行一场“选美”的比赛。所有的符合条件的卵子都会开始初步发育,成为窦卵泡,然后再从这些窦卵泡中挑出最美的那个卵泡继续发育。剩下的卵泡或者参加下个月的选美,或者死亡。

那么每个月的这个选美信号是谁发出呢?用什么方式发出呢?是大脑底部的一个结构,称为“垂体”,用“卵泡刺激素”的方式发出信号。质量好的卵子,表面的接受这个信号的受体也多,所谓“耳聪目明”,所以只要有一点卵泡刺激素,它们就可以苏醒过来,发育为窦卵泡,参加每月的选美比赛。

等到这些高质量的卵子都被用完了,垂体必须提高卵泡刺激素的水平,才能唤醒那些质量差、受体少的“耳不聪目不明”卵子来进行初步发育而参加每月的选美。

如果你卵巢的储备好,当然参加选美的人也多,选出来的美人也漂亮。如果你卵巢储备不够,可以参加选美的人也少,只能像俗话说的:“矬子里面拔将军了”。

很多作试管婴儿的女性,要求在胚胎移植前作胚胎的基因检测,也就是所谓的第三代试管婴儿。最近一篇文章报道了15 000个胚胎的基因检测结果。发现42岁以上女性的胚胎中,75%~100%的染色体数目不正常,而26~30岁女性的胚胎中,则只有20%~27%的胚胎染色体数目不正常。

这就是说42岁以上女性作试管婴儿时,即使卵子受精并且能够发育为第5天的胚胎了,在最好的情况下,也只有四分之一的胚胎是正常的。多么残酷的现实!

人体有23对染色体,携带着全部遗传基因,多一个,少一个都不行。如果染色体数目不正常,胚胎或者不能发育,以流产告终,或者发育为唐氏综合征等先天畸形。

如何测定卵巢储备？

测试卵巢储备一点也不难，对身体也毫无损伤，只需做两个血液化验和一个阴式超声。只有以下三项指标结合在一起，才可以正确反映卵巢的储备：

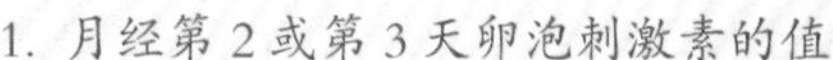

1. 月经第2或第3天卵泡刺激素的值

每个月经的开始，意味着上一个月经周期的结束，和下一个月经周期的开始。那么哪一个卵子将控制这个新的周期呢？这时垂体会发出一个选美通知。如果要参加的人特别多，只要轻轻说一声就行了。如果没有多少合格的参加者了，垂体则必须大声嚷嚷，"招兵买马"就是这样也不一定能来几个人。垂体发出的声音，就是这个月经第2天或第3天卵泡刺激素的水平。

所以月经第2天卵泡刺激素的值，可以告诉你卵巢还有多少储存，也就是说你的卵巢里还有多少剩下的卵子。绝经后则卵泡刺激素达到最高值。所以卵泡刺激素的值低一些比较好。

2. 血液中抗米勒管激素水平

这是一个比较新的化验指标，也是测试卵巢储备比较准确的指标。女性的生育系统在胚胎期间由"米勒管发育"而来。测抗米勒管激素（AMH）的水平，可以在月经周期的任何一天查血。

卵巢里剩下的卵子越多，AMH越高，所以AMH值高一些比较好。

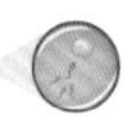

3. 阴式超声数早期卵泡(窦卵泡)

窦卵泡是那种到处参加选美,希望有一天能够被选为“美女”的人。如果没选上,她们就会消失。所以卵巢储备越好,窦卵泡也越多,选出来的“美女”也越美。数值当然多一些比较好。

做阴式超声的时间与月经周期关系不大,阴式超声是数窦卵泡,必须到生育中心去做。

测定卵巢储备的临床意义

每个人的绝经年龄都不同。有人是40岁,有人是55岁。当两个人都是35岁的时候,前者卵巢的储备已经是所剩不多了,而后者则仍有充足储备。如果两个人都还没有孩子,前者应该尽快解决生育问题,而后者或许还可以等等。这就是了解卵巢储备的重要意义。

如果卵巢储备已经不多,而你又在最近的数年内不能怀孕,可以考虑卵子冷冻储存。卵子冷冻储存最佳年龄是36岁以前。

卵子的质量、妊娠的成功率与卵子的年龄有关,而不是女性的年龄。所以你可以在年轻时将卵子取出后冷冻保存,需要时受精后再放回子宫。至于子宫,它只知道听激素的控制。所以只要给绝经后女性足够量的女性激素,子宫照样可以让胚胎在里面生长。

如果你在还没有生育之前患上恶性肿瘤,需要化疗或放疗,你也可以考虑先将卵子冷冻起来,以备以后使用。因为某些癌症治愈率很高(比如乳腺癌),患者治愈后可以长期生存。即使你不想自己怀孕,也可以用代孕法,将你储存的卵子与你先生的精子在体外授精,由第三者怀孕,生下来百分之百是你们的基因。代孕目前在美国已有完整的法律和监管机构。

卵子冷冻从 2012 年以来已经是成熟的技术。其过程与试管婴儿过程一样，只不过是卵子取出后不受精，直接冷冻。需要时再将卵子解冻与精子结合。卵子冷冻的成功率低于胚胎冷冻，而且冷冻后卵子的受孕成功率也与供卵时的年龄有关。

Facebook 的创始人兼首席执行官早已宣布给女员工付卵子冷冻费用，目的是让她们专心工作。因为出成绩的大都是年轻人。

目前也有冷冻卵巢组织的方法，但仍处于研究阶段，还没有在临床广泛应用。

给 40 岁以上想怀孕女性的一点忠告

很多女性认为，只要有月经，就应该能怀孕，就能够生出一个健康宝宝，整个妊娠期也应该没有任何合并症，母子应该是完全健康。这当然是每个女性的良好愿望，但是现实并非如此，医学也远远没有达到这个水平。

还有很多女性认为卵巢也和身体的其他部分一样，可以再生，就像是头发剪了可以再长，皮肤破了可以再愈合一样，这点就完全错了。

卵巢是卵子栖身的地方，女性特有的功能比如生育、月经、女性特征全是靠卵子分泌的女性激素来控制的。很多女性都感觉到，35 岁以后，月经量开始减少，月经周期开始缩短，月经也不像年轻时候那么准了，这些都是卵巢功能开始衰退，或者更确切地说，这是卵子质量下降的表现。

常常有些女性要求我查女性激素的水平，我只有告诉她们，女性激素水平不仅在月经周期中有很大改变，就是每天每时都会有波动。所以你抽血时的水平，并不代表一个月的水平。比较有参考价值的是月经第 3 天卵泡刺激素的水平和抗米勒管抗体的水平。

女性和男性在这方面也有不同之处，男性六、七十岁还可以

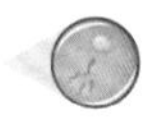

产生精子，不过性功能也随着年龄而下降。目前也有研究指出，父亲的年龄也可以影响到下一代健康。

女性在35岁以后卵巢功能下降，也并非完全是坏事，也是在进化过程的一种保护母亲的反应。妊娠对母亲的身体是一个沉重的负担。血流量从4升增加到5升，加重了心脏的负担，本来给一个人工作的心脏，现在要为母婴两个人工作，还要保证每分钟有500毫升的血液进入子宫……

就是20多岁平时非常健康的女性，怀孕后也可能产生高血压和糖尿病，而40岁左右的女性，不少人已经有了高血压和2型糖尿病，或者处于其边缘。再说40多岁的人，某种程度的动脉硬化的现象并非罕见，死于心肌梗死也并非没有。这时再加上妊娠这一个重担，你是否还能挑得起?

治疗妊娠期的高血压和糖尿病和治疗非妊娠期的截然不同，因为必须要考虑到对胎儿的影响，很多药物不能用。再说这些药物对下一代的长远影响，我们仍在探索。

为了母婴的健康，我们有时不得不让胎儿早产，一个早产儿住院期间的费用不说，这些先天不足孩子今后的健康和智力状况也应该考虑在内。

有些人说，我会做第三代试管婴儿，也就是在胚胎移植前做基因检查，保证胎儿染色体的数目是正常的。根据国外对上万例该种情况的分析，42岁以上，试管婴儿移植前的胚胎，有75%~100%的染色体数目都不正常。一个42岁的女性在美国做了试管婴儿，得到7个胚胎，相当不错了，但是没有一个胚胎的染色体正常。她又想到加拿大来做。我只有告诉她:“这不是技术问题，而是年龄问题。”并引用了上述资料，请她考虑。

另外做第三代试管婴儿的女性必须理解，移植前的基因检测，并非100%的正确。也就是说如果基因检测是正常的，可能并不正常;而基因检测不正常的，则有可能是正常的。也就是说认为不正常而扔掉的胚胎，其实可以是正常的，而认为正常而移植的胚胎，则可能是不正常的。这个几率有多大，各个文献报道不一致。为什么？

这是因为做基因检测时，是从将发育为胎盘的那部分取细胞，而不是从将发育为胎儿的那部分取细胞。为什么？因为早期胚胎的一个细胞，将来可能发育为一个器官，如果从胎儿那部分取细胞，生下的孩子缺胳膊少腿，少心没肺怎么办？

胎盘部分细胞的染色体可能会与胎儿部分不同，这种现象称为“嵌合体”，在自然界并不罕见，在人类也有这种现象。

这种情况也是通过临床教训发现的。记得20多年前，曾经取早期宫内妊娠的胎盘细胞来诊断先天畸形。当胎盘的染色体确实不正常时，孕妇当然会做人工流产。但是流产下来的胎儿的染色体有时却会完全正常。这就是嵌合体现象，当然这种方法早已停止使用了。

总之世界上的事情很复杂，很多事情都是相对的，而不是绝对的。不能只是认准一条。

古人说：“三思而后行”，我只希望在这里提供有关的科学资料，给40岁以上而又急于生第二胎的女性一个参考，要根据自己的切实情况，做出理智的决定。

小结

当女婴出生时，妈妈在她的卵巢里放了一笔“生育资金”，供她性成熟以后在生育方面使用。女性在生育的路上能走多久，决定于这笔资金什么时候用完。有的人只能用到40岁，有的人可以用到55岁，平均用完的年龄是50岁。

性成熟后，生育资金用两种方式存在。一种是活期存款，供每个月使用，另一种是定期存款，供以后使用。当然一般来说，如果定期上面的钱多，活期上面的钱也多。

测试卵巢储备就是想知道，活期加上定期共有多少存

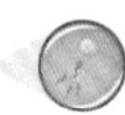

款。临床上用超声数窦卵泡的方法来测试活期存款，而用测试 AMH 的方法来测试定期存款，两者结合起来，就可以有一个比较完整的概念。

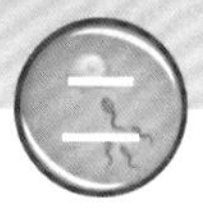

有甲状腺功能减退吗?

▶▶ 为什么甲状腺功能减退可以引起不孕?

先说我亲身经历的一个真实的故事吧。我刚开始在加拿大中部的某个小城市行医时,该城市基本是白色人种。从来没有一个从大陆来的医生在那里工作过,所以一开始找我看病的人并不多,很多人抱着观望的态度。

一天一个老师来找我治疗不孕症。她已经看了城里的其他几个妇产科医生,都没给找出原因,只有叫她等,也许什么时候就怀上了。我给她一查甲状腺功能,发现她有轻度的甲状腺功能减退,于是给她开了甲状腺素片,她很快就怀上了。

该城市的老师们经常一起开会,所以我这个新妇产科医生的技术马上就传开了。所有女教师的妇科、产科都来找我治疗,我一下子忙得不可开交。后来我搬到另外一个大城市工作时,好多病人追随我,情愿开 200 公里的车,也要找我看病,做手术。

我在一个试管婴儿中心工作时,还亲眼目睹了另一件事。一位妇女做试管婴儿怀孕了,但是她很快又流产了,在复诊时是该中心的另一位医生看她。结果一查血,发现她有甲状腺功能减退,怪不得不孕,怀了又流产。这个妇女一听这个消息,当场就委屈地哭了。因为本来药物治疗就可能有效的,她却自费花了不少钱,精神和肉体上都受了罪。

为什么甲状腺的功能这样重要?甲状腺控制全身的能量。甲状腺功能亢进(甲亢)时,患者充满能量:心跳加快,体温升高、出汗,怕热……

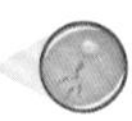

甲状腺功能减退(甲减)会有以下症状:

心率减慢,畏寒怕冷,凌晨体温低,疲倦,需要长时间的睡眠。手足发冷,不易出汗,头发稀疏、易断、脱发,眉毛的外三分之一可能缺失。思维迟钝,短期记忆缺失,无法解释的便秘,月经量多……

甲状腺通过它分泌的甲状腺素,指挥身体各器官的功能。甲减时,甲状腺素分泌减少,身体各部分得到的“信号”是:“目前处于能量缺乏时期,能缩就缩,能减就减,能不干就不干。”由于全身的代谢率下降,所以患者出现怕冷,肥胖(钠水潴留),不爱动(误认为懒),行动缓慢,脑子迟钝(误认为笨,痴呆),情绪低落(误认为抑郁症)。有些甚至被误诊多年。

如果用中医的“阴阳五行”来解释,五行代表各个器官的功能,但是阴阳则是指挥着各个器官的功能。甲状腺的功能代表全身的“阳气”。

甲状腺功能减退时,妇女会有月经不正常,当然不易怀孕,怀孕后也可能以流产告终。但是在轻度甲减时,妇女可能症状不明显,或者慢慢习惯了这些症状,并不以为自己有病。一位内分泌科医生告诉我,他天天在食堂吃饭,亲眼看到收费女孩变得越来越胖,收费的速度也越来越慢。而女孩却根本没有意识到自己有甲减,直到这位医生建议她去看病。

甲减的血液化验简单、便宜,甲减的治疗也很容易、安全,服用甲状腺片而已。所以一定要作为不孕妇女和月经不调的第一个检查项目。

根据美国的资料,甲状腺功能减退在女性中非常常见,其发病率随着年龄的增长而增加,在年幼时,其发病率是 2%~4%,在成人时,则为 15%~20%。

20 世纪 70 年代初期我曾在一个三省交界的山区工作了五年,那里因为缺碘而传统的“大脖子”盛行(缺碘性甲状腺功能减退)。我们刚去时,当地的农村人好奇的来看我们,还奇怪地说："这么细的脖子，竟然能挑得起这么大的一个脑袋瓜子！"那里有不少孩子智力低下（克汀病）。自从统一在食用盐中加碘后，年轻一代就不再出现这些现象了。所以我在这里讨论的不是缺碘性甲状腺功能减退。

这里我们主要讨论的是生育年龄妇女的甲状腺功能减退。据西班牙2016年发表的一项调查报告，在2509名第一次产前检查的妇女中（平均妊娠8周），就有15%有不同程度的甲状腺功能减退。研究者同时测定了这些妇女尿中碘的排出量，证实她们并不缺碘。

怎样诊断甲状腺功能减退？

拿到甲状腺的化验报告，可能会越看越糊涂，这么多项，到底看哪个？这里最灵敏、最关键的一项就是"促甲状腺素"，简称TSH。

TSH是由甲状腺的"上级"——垂体分泌的。它的任务就是管理甲状腺的工作。如果甲状腺分泌不足，它就会升高，促进甲状腺分泌，如果甲状腺分泌太多，它就会降低，抑制甲状腺的分泌。

打个比喻，甲状腺功能减退时，上级就会大声嚷嚷："怎么还不好好干活！"造成TSH升高。甲状腺功能亢进时，上级就会小声告诉甲状腺："歇会吧，别干了。"TSH就会降低。

既然甲状腺功能减退是根据TSH来诊断，那么什么是TSH的正常高值？在这方面一直有争论。TSH的正常高值曾经被定为10，以后降至7.5，后来又降至5.3，4.5……下面是美国甲状腺协会2015年最近提出的诊断标准：

TSH正常值：0.4~4

大于4	甲状腺功能减退
0.0~0.4	甲状腺功能亢进

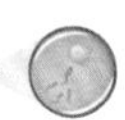

0.4~2.5　　正常
2.5~4.0　　有可能发展为甲状腺功能减退

虽然用着同样的化验试剂（Roche-Elecsys），但是各个国家用的 TSH 的正常高值却不同，美国认为应该是 4，西班牙和美国某些地方用的是 4.5，印度是 5。因为本文用的是美国生育医学学会提出的标准，所以用的是“4”作为正常高值。TSH 的正常低值是 0.4，两者之间为正常范围。

下一个问题是，要治到什么程度？是将促甲状腺素到正常范围（4 以下）就行了呢？还是要调到中值，也就是 2.5 左右？

目前大部分专家认为，如果患者的目标是怀孕，应该将 TSH 调到中值，这样生产出来的甲状腺素才够母子二人使用。

治疗甲减并不难，可以用人工合成的甲状腺素片。也可以用猪的冷冻干燥了的甲状腺粉。如果用了前者，虽然 TSH 化验指标正常了，但是患者仍有疲惫无力的感觉，可以使用后者。为什么？后者是天然的，其中的甲状腺素（T_3，T_4）的比例和人类的相当。

甲状腺功能的检查方便，便宜，只是一个简单的血化验。甲状腺功能异常的治疗也简单：服药而已。关键是医生和病人都要意识到甲状腺功能对生育的重大影响，也应该意识到甲状腺功能异常在人类越来越普遍，在开化验单时多开一项。病人在有以上症状时，也会想到求医生去做这项化验，起码首先排除甲状腺功能异常这个诊断。看来只有充实自己的保健知识，才能做自己健康的主人。

为什么甲状腺功能减退越来越常见？

你一定会问，甲减不是缺碘引起的吗？现在食用盐里都加了碘了，哪里会有甲减？而且现在国内流行的是甲亢而不是甲减。

你说的是对的，但是只对了一部分。当今流行的甲减是由于进入体内的化学物质引起的，而且我们已经抓到了一个个的“凶手”。我们将这些“凶手”统称为内分泌干扰剂（endocrine interrupter），也可翻译为内分泌阻断剂。

我们每个人的基本生命功能都是由激素控制的。但是有些化学物质不是激素，却起着激素的作用，完全搅乱了身体的正常功能。这就是内分泌干扰剂。

下面我就举个例子。

就在不久之前，美国某海军基地，突然连续出现了数例男性乳腺癌患者。我们都知道男人体内雌激素水平很低，所以男性乳腺癌极其罕见。为什么竟然在同一地方出现了好几例？

经研究发现，在第二次世界大战结束时，一些战争中用的化学物质，被装在金属容器中，埋在了地底下。日久天长，这些容器被腐蚀了，其中的化学物质渗了出来，污染了水源。这些化学物质虽然不是雌激素，但是却对乳腺细胞产生了强烈的“雌激素效应”，竟然可以使男人的乳腺发育成癌。

我曾经看了一本美国的保健杂志，该杂志的一篇文章指出，美国发射火箭的燃料，污染了地下的水源，喝了被污染的水以后，影响甲状腺的功能，造成了甲减在美国的流行。著名的美国心内科医生威廉•戴维斯在他 2014 年出版的《小麦与大肚皮（续）——全面健康》，一书中指出：面粉中的增白剂和化肥的残余物，也可以阻碍甲状腺功能。

内分泌干扰剂可以和细胞表面的“受体”结合，（受体是细胞表面接收激素信息的结构），影响了外部信息传导到细胞里，影响了细胞的功能，造成了内分泌功能的紊乱。最典型的两种内分泌干扰剂是塑料的硬化剂和软化剂。

除了内分泌干扰剂外，维生素 D 的缺乏和肠道细菌的改变也与甲减的流行有关。维生素 D 缺乏是由于不晒太阳引起，肠

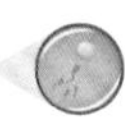

道菌群的改变是因为滥用抗生素而造成。

根据西方报道,90% 以上的甲减病人,血液中 25 羟维生素 D 的水平低于 30 微克每毫升。73.1% 的甲减儿童有维生素 D 的缺乏,而甲状腺功能正常的儿童中只有 17.6% 有维生素 D 缺乏,这些都说明维生素 D 缺乏与甲减的关系(维生素 D 的正常值,在不同的文献中可能略有不同,也要注意所用的单位)。

甲亢和甲减表面看来没有什么关系,其实二者之间关系密切,大部分都是自身免疫性疾病,血液中都会查出抗甲状腺的抗体。甲亢病人,由于长时间的功能亢进,最后甲状腺功能衰竭,就会转为永久性甲减。不少病人在甲亢阶段症状不明显,没有去查血,所以也没有做出诊断,等到诊断时已经是甲减了。

怎样预防甲状腺功能异常?

如果有选择,尽量减少塑料制品的使用。塑料制品中的添加剂,在加热状态下更容易释放。所以厨房用具应该尽量选用竹木或瓷器,金属或玻璃制品。避免用塑料壶、塑料铲、塑料容器、塑料奶瓶等。这些塑料添加剂,虽然每次加热使用时释放出来的不多,但是你天天用、年年用,加起来就可观了。

多作室外活动,以增加阳光的照射,促进皮肤产生维生素 D。必要时可以口服维生素 D。

避免滥用抗生素。抗生素只能治疗细菌性感染,对于病毒性感冒毫无疗效,不应该用来治疗感冒和咳嗽。

甲状腺功能是不孕妇女必查的一项血液化验。因为甲状腺功能异常越来越常见,目前已是欧美国家年检查体中最重要的一项血液化验。

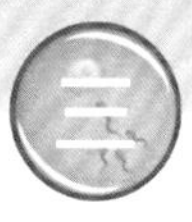

有多囊卵巢综合征吗？

▶▶ 多囊卵巢综合征病人的特点

一位焦虑的母亲带着她 16 岁的宝贝女儿来看病。女儿胖胖的，脸上有几个痤疮，嘴唇上面的胡子印也比别的女孩重一些，她漫不经心地在那里看手机，看来是很不情愿来看病的。

母亲说女儿自从 12 岁来月经后就从来没有好过，不是半年不来，就是来了不干净。看了别的医生，查了激素，除了有点贫血，也没有查出什么毛病来。贫血是因为月经最近拖了一个多月还没干净。

我看了一下化验报告：甲状腺素和催乳素都是正常的，雄激素水平稍微高了一点，卵泡刺激素（FSH）和黄体生成素（LH）每一项都在各自的正常范围内，怪不得那个医生说没什么毛病。

但是懂的人一眼就看出，黄体生成素与卵泡刺激素的比例不正常：LH/FSH 的比例是“3”，正常应该是 1.1 左右。这是多囊卵巢最常见的激素特点：黄体生成素升高。

原来正常的卵泡应该是在卵泡刺激素的作用下长大，从几个毫米长到 20 毫米左右，然后再在黄体生成素的作用下排卵。卵子跳离卵巢，进入输卵管去寻求新的生活。就像是母亲（卵泡刺激素）负责将女儿养到 20 岁，父亲（黄体生成素）负责将女儿嫁出去一样。

而多囊卵巢综合征病人，小卵泡长到一定的程度就不长了，于是下一个卵泡又开始发育，又长到一定程度不长了。如此反复，卵巢表面充满了一个个的中等大小的卵泡，但是没有一个长到可以成熟的地步，也没有一个可以排卵（图 8）。

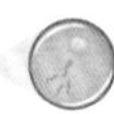

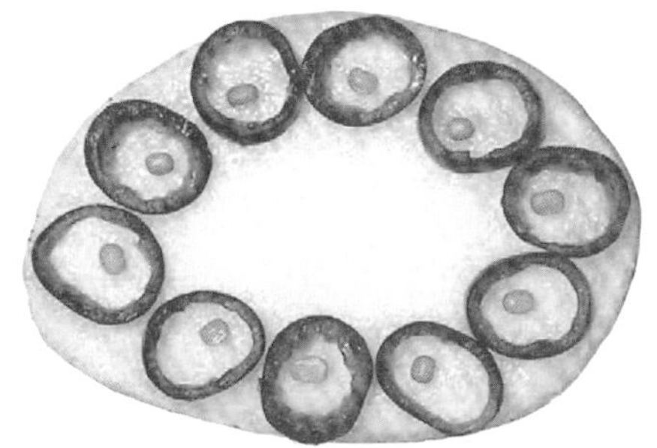

图 8　多囊卵巢

卵巢的表面充满了发育一半的卵泡，却没有排卵。卵泡中的那粒绿豆代表卵子

黄体生成素(LH)是促进卵泡排卵的，这时急得不得了，拼命地分泌，希望能有一个卵泡破裂，排卵，但是毫无效果，这就是为什么多囊卵巢综合征病人的黄体生成素的水平可以很高。

为什么多囊卵巢病人月经不正常?

如果将子宫比做一个花盆，子宫里面那一层“子宫内膜”，就是花盆里的土。雌激素的作用是让花盆里的土渐渐的增厚，孕激素的作用是向土里加水分和肥料，准备种子(受精卵)的到来。如果受孕没有发生，花盆里的土必需倒出来，下个月再从头开始。也就是说子宫内膜必需脱落排出体外。子宫内膜是活的组织，由血液供应营养的，所以脱落时会出血，这就是“月经”。

所以月经是子宫内膜脱落的结果。在正常的月经周期时，由于子宫内膜已经被孕激素“同步化”了。所以可以同时脱落，月经应该在七天内干净。

年轻妇女体内每天都产生雌激素，但是孕激素只有在排卵后的两个星期内才存在。如果没有排卵，就没有孕激素。没有孕激素，子宫内膜就继续会在雌激素的作用下越长越厚，最后子宫无法供应足够的血液来维持这么厚的子宫内膜，缺少血液供应的子宫内膜就会坏死而脱落，开始出血。

在没有孕激素存在时，这个脱落是不规律的。今天掉一小块，出一点血；明天掉一大块，出很多血；后天又不掉了，又不出血了。总之，沥沥拉拉地可以拖很久，直到这些陈旧的子宫内膜全部脱落，或者医生给病人吃上外源性的孕激素，让这些子宫内膜"同步化"，一块脱落，出血才会停止。对于已婚的妇女，有时候不得不用刮宫手术来除掉这层厚厚的不正常的子宫内膜，以达到止血的目的。刮宫后，一定要问医生什么时候去看病理报告，以排除子宫内膜癌和癌前病变。

多囊卵巢是怎样形成的？

卵巢是卵泡的窝。卵泡其实也挺复杂的。如果把鸡蛋比作一个卵泡。蛋黄就是卵子。蛋清就是保护卵子的卵泡液。在人类，"蛋壳"是由多层细胞构成的，而不是一个硬壳。这些细胞分泌雌激素，也分泌少量的雄激素。等到卵泡破裂，卵子被释放以后，卵泡周围的细胞则又开始分泌孕激素。

多囊卵巢病人的卵巢表面充满了不成熟的小卵泡，在超声下显示为"多个囊泡"，所以称为多囊卵巢。每一个卵泡周围的细胞都在分泌雌激素和少量的雄激素，所以多囊卵泡病人体内雌激素会很高。因为雄激素也高于正常妇女，因而出现痤疮，多毛等现象。

由于没有一个卵泡争气，可以长到排卵的大小，所以无法排卵，当然不会产生孕激素了。所以在雌激素一种激素的作用下，子宫内膜越来越厚，最后不得不脱落，在临床上表现为几个月不来月经，一来就不干净。

多囊卵巢的共同的特点

多囊卵巢是一个综合征，每个人的临床表现可以不同，但是一般都有以下特点：

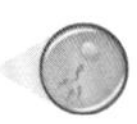

1. 过多的雄性激素;
2. 不排卵;
3. 超声下显示出多个不成熟的卵泡;
4. 月经不调。

注意,卵巢本身只有3~4厘米大小,如果做腹式超声,通过厚厚的腹壁和充盈的膀胱很难分辨这些不成熟的小卵泡,所以如果患者同意,最好做阴式超声,做超声的人也需要技术和耐心。

多囊卵巢是引起月经不调和不孕症的最常见的疾病。多囊卵巢的临床特点是月经稀发,不是每个月都有月经,有时2个月以上才会来一次月经。因为不排卵,所以造成不孕症。同时也可以有高胆固醇,高血糖,或高胰岛素的现象。有些人有痤疮、多毛、肥胖的现象。

我跟这个小姑娘说:“据我知道,月经不好的女孩都有三个共同特点,你看你有没有?”

1. 喝含糖饮料;
2. 不运动;
3. 晚上不睡,早上不起。

她会心地笑了。她妈妈又开始唠叨:“可不是嘛,我怎么说她也不听……”

多囊卵巢的非药物疗法

女孩表示不愿意吃药,我问她是否可以从生活习惯上完全改变自己并做到以下几条:

1. 控制糖摄入:不喝含糖饮料(果汁,可乐类),不吃含糖食品（点心，蛋糕类），以避免胰岛素抵抗。

2. 多吃粗粮：将吃精米精面改为吃全麦面粉，糙米，杂粮和豆类，以避免胰岛素抵抗。

3. 不吃油炸食品（炸薯条，炸薯片）：因为有文章指出，油在高温时产生的毒素可能与多囊卵巢的发生有关。

4. 每天运动 30 分钟以上。

5. 准时睡觉和起床：不要搅乱生物钟，不要搅乱松果体分泌的褪黑素。褪黑素只有在黑暗中睡足一定时间（6~8 小时）时，才能分泌。褪黑素可以调节生育系统的功能，因此，黑暗中睡 6~8 小时也是人类健康必需的。

6. 减肥：肥胖者减 5%~10% 的体重。

母亲看了她一眼，女孩就犹豫了，这太难了，简直是剥夺了她全部生活的乐趣，她情愿吃药。

多囊卵巢的药物疗法

我向她们解释，女性一年至少要有 9 次以上的月经，不然会增加子宫内膜癌的发病率。女性体内雌激素和孕激素必须平衡。月经次数少（月经稀发），是由于体内孕激素不足而造成的。

月经稀发的病人，10~20 年以后子宫内膜癌的发病率上升。而且现在癌症发病的年龄也越来越年轻。我有一个病人，也是多年月经稀发，没有治疗。30 岁时看医生治疗不孕症，才发现已经得了子宫内膜癌！

这时，母亲和女儿才警惕起来，于是和我商量用什么药。

我说最没有副作用的药是用天然化学结构的孕激素——黄体酮。现在有丸剂，是处方药。是将黄体酮油剂微粒化后，制成丸剂。因为该药品中含有花生油，对花生过敏者只能服用合成孕激素，如“安宫黄体酮”这一类药品。

最简单的方法是服用避孕药，每天服一片，不易忘记。如果已经有了男朋友，而又不愿意怀孕者，当然口服避孕药是首选

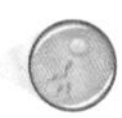

了。口服避孕药还可以改进痤疮和多毛等现象。

含有孕激素的宫内避孕器也是一个选择,不过要根据个人的孕育情况而定。

女儿坚定的表示,她从来没有过男朋友,她愿意用没有太大副作用的黄体酮。

黄体酮有两种用法:

1. 如果不服药,自己很少来月经的话,最好是在每个月的一开始,1~7 号服药。睡前服用 2 粒,这样容易记忆。需要睡前服药是因为该药有一定的镇静作用,可以协助睡眠。白天服了可能犯困,特别是要开车的人。当然也可以每晚服 1 粒,连服 14 天,但是这种方法很多人在中间忘记服药,不如短期服药好。

2. 如果有时候也可以自己来月经,最好是在上次月经的第 30 天,但还没来月经时,服用 7 天,这样起码给自己一次自然来月经的机会。比如说是上次自然月经的第 1 天是 1 月 1 日,如果你 2 月 1 日还没有来月经,就服用 1 周的黄体酮,让它来 1 次月经。

如果服药后月经在 2 月 8 日来了,但是 3 月 8 日还没有来,就再服用 1 周的黄体酮。这种方法,也基本可以达到 1 年有 9 次月经。

如果你已经 2 个月没有来月经,说明你欠的黄体酮“债”太多了,你就起码应该连续服用 10 个晚上的黄体酮。注意:激素的平衡是关键。

其实每次来月经时,只是子宫内膜的表层脱落了,基底层还留在那里,给下个月子宫内膜的生长做准备。即使绝经以后,基底层的子宫内膜仍然存在。所以这些子宫内膜心里都有一笔账,你这一辈子到底给了它多少雌激素,多少孕激素，都会留在记忆里。这就是为什么不少妇女绝经后得了子宫内膜癌，因为癌症都有一个很长的潜伏期。

药物疗法要持续多久？

母亲的下一个问题是，这个治疗要持续多久？

我说如果你女儿在服药的同时，逐渐改变了生活习惯，吃健康饮食，并且坚持运动，减肥。我亲眼看到有些病人，在减肥和改变生活习惯及饮食习惯以后，使黄体生成素的水平逐渐下降，月经也开始逐渐正常，不再需要服用药物了。

相反，我也看到不少病人在增长了体重以后，月经不来了。这是为什么呢？原来身体里脂肪不仅是一个储存结构，而且也有转化激素的作用。女性体内也有雄激素，脂肪里有一种酶——“芳香化酶”，它可以将体内雄激素转化为雌激素，造成体内雌激素过多。激素不平衡，因而造成不排卵。雌激素过多可以造成乳腺癌和子宫内膜癌的发病率增加，这也就是胖人发生乳腺癌和子宫内膜癌的几率升高的原因。

多囊卵巢病人的生育问题

母亲最后担心的问题是，以后能不能生孩子。我说这不是个问题，她的问题是不排卵，但是不缺乏卵子。我们有口服的排卵药，也有针剂的排卵药，可以让她排卵，当然试管婴儿更是最后一种选择。

多囊卵巢综合征需要手术治疗吗？

我的看法是“不需要”。手术在几十年前没有有效的促排卵药物时，可以用切除，或烧除大部分已存在的卵泡的方法，暂时减少体内雌激素和雄激素的水平，因而促进排卵和妊娠。

但是现在已经有了有效的促排卵的药物，实在没有必要去做手术。而且任何手术都可能有麻醉意外、出血、损伤其他器官

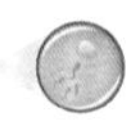

和感染的可能性。术后也可能出现盆腔炎、盆腔粘连,甚至输卵管堵塞。

更重要的是,用微创手术烧除卵泡时,同时也会烧死正常的还没有发育的卵子,大大减少卵巢储备,为以后的生育带来困难。

▶▶ 大豆异黄酮治疗多囊卵巢综合征

在2016年8月份的英文版《临床内分泌和代谢杂志》上,刊登了用大豆异黄酮治疗多囊卵巢综合征的文章。

作者Jamilia将70名患者(平均年龄27岁)分为两组,一组每天吃50毫克的大豆异黄酮,相当于500毫升(2杯)豆浆的药片。另一组服用同样形状的“药片”,但是不含任何药物。三个月后,服药组的症状大有改善,而不服药则无变化。每天2杯豆浆,又有何难?

有些人会觉得奇怪,多囊卵巢病人血液中的雌激素水平是偏高的,而黄豆中含有“植物性雌激素”,那不是“火上浇油”了吗?为什么还能在某种程度上治疗多囊卵巢综合征呢?

这个解释起来比较复杂,我尽量用比喻的方法来解释。比如说空气中存在着无数种电磁波,但是你的电视机有特殊的接收器,只让你需要的电视节目得以通过。同样,人体血液中也有各种各样的化学物质,分别送往功能不同的细胞。每个细胞也只让它需要的物质进入细胞。这个选择过程也是要由细胞表面的接收器来完成,这个接收器被称为“受体”。比如说乳腺细胞需要雌激素来调节它的功能,它表面就会有雌激素受体。雌激素只有在与受体结合后,才能进入细胞里面,产生“雌激素效应”。

激素与受体的关系,就像是钥匙和锁的关系。锁有特定的内部形状,只有符合这种形状的钥匙才能打开它。细胞表面的受体就像是那把锁,也有它独特的化学结构。而雌激素则是那把钥匙,用其特有的化学结构的那一部分“卡”在受体上,然后才能被带进细胞内，产生雌激素效应。

我们都知道有时两把不同的钥匙可以开同一个锁，这是因为这两把钥匙中的某些结构有相似之处。

黄豆中的植物雌激素也是这样，因为它和天然雌激素的化学结构有一部分相同，所以它也可以和雌激素受体结合而进入乳腺细胞内。

关键是，植物雌激素产生的雌激素效应只有天然雌激素的千分之三，简直可以忽略。但是细胞表面受体的数目是有限的。这些受体被植物雌激素占据后，天然雌激素进入细胞的机会则大大减低，所以每个乳腺细胞实际上接收的雌激素效应则大大降低了。

乳腺癌患者如果得的是雌激素受体阳性的癌症，在手术等治疗后，都会长期服用一种药物（他莫昔芬）以预防其复发，就是利用的这种原理。服药后，患者血液中的天然雌激素水平并没有改变，但是这些雌激素却无法进入乳腺细胞里，因为乳腺细胞表面的雌激素受体都被这些药物占据了。所以减少了乳腺细胞可以接受的雌激素，因而预防癌症复发。这个科学原理在《有防癌作用的食品》的英文版一书中讲解得很详细。作者 Beliveau 教授是著名的从植物中提取抗癌药物的专家。

治疗多囊卵巢综合征的方法其实是降低过高的雌激素造成的内分泌失调。在多年前没有药物时，用卵巢楔状切除法来减少分泌雌激素的卵泡，以达到受孕的目的。当代用的某种促进排卵的药物（来曲唑），也是一种减少体内雌激素生成的药物（因而也用来减少乳腺癌复发）。多囊卵巢的饮食疗法，也是利用黄豆制品可以减少细胞内雌激素效应的原理。

有些人会问，那为什么可以用大豆异黄酮来治疗绝经期症状呢？这里再打个比方。如果你以前每月的收入是以“千元”为单位，你可能对丢了三元钱不那么在意。但是当你不名一文的时候，三元钱可就是一大笔财产了。绝经期就是身体不能再

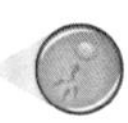

制造雌激素了，相当于不名一文状态。所以大豆异黄酮可以在某种程度上改善绝经期症状。

所以美国一位妇产科专家在学术讲座时指出，大豆异黄酮在妇女体内的雌激素水平高时，可以降低细胞里的雌激素效应，但是在妇女体内没有雌激素时，却可以补点雌激素。

因为大豆异黄酮是属于保健药品，在欧美国家市场并没有严格的监督和管理。某些产品的含量太高，甚至可以明显升高血液中雌激素的水平，很多科学家对此提出质疑。食物疗法安全，但是不等于从食物中提取出的高浓度保健品也安全。西医使用的绝经后激素疗法所给的雌激素量非常低，往往不会明显升高血液中的雌激素水平。这样才相对安全。

对于一个老年人，我也想谈谈自己的经历和体验。在我40岁以前的生活中，吃到的肉量很少，吃黄豆制品的机会则相对较多，这也是当时唯一改善生活的方法。这也可能是我们这些七十岁左右的人很少得乳腺癌的原因吧。美国一项调查资料发现：如果女孩在乳房发育期，也就是十几岁的时候吃黄豆制品，确实降低成年后乳腺癌的发病率。在2015年的国际乳腺癌的会议上，乳腺癌权威专家也提出，预防乳腺癌要从2岁开始。

黄豆、牛奶在国内和欧美国家的“名声”可谓截然不同。欧美国家是传统吃奶制品的国家，却列举了牛奶的无数罪名，但是将黄豆捧上天，甚至美国的心脏协会（AHA），也建议大家吃黄豆制品。不过这些当然有其科学基础。

欧美国家科学研究发现，牛奶与儿童期糖尿病有关，与过敏有关，甚至于与癌症有关。他们希望通过宣传黄豆制品，来减少欧美国家人对红色肉类的依赖，从而减少冠心病的发病率。

如果你进入北美的超市，你会发现黄豆制品占了不少地盘，这里豆浆里都加了钙，其钙的含量和牛奶一模一样，而且还加了多种维生素。豆浆中还有牛奶不可能有的营养素——纤维素。为了适应北美人的口味，豆浆还有香草、巧克力、草莓等多种口味。肯定北美有不少人买，所以才会有这么多种产品。

但是在黄豆制品的发源地，黄豆却被扣上种种莫须有的罪名，关于植物雌激素，我已在上面详细解释了。至于黄豆制品是否可以增加痛风的发病危险，目前国内外的资料显示，黄豆制品有可能增加血中尿酸的水平，但绝对不增加痛风的发病危险。而痛风则是与红色肉类的进食有关。

这使我不由得想起“墙内开花墙外香”这句古话。

为什么现在吃黄豆制品更重要？你看了本书后，就会理解，目前日常生活中接触的化学物质，很多虽然不是雌激素，却能产生很强的雌激素效应，甚至可以让男人得乳腺癌。所以吃黄豆制品可以在某种程度上对抗这些物质的雌激素效应，因而可以降低乳腺癌的发病率，还可以在某种程度上治疗多囊卵巢综合征，也可以提高试管婴儿成功率，而且绝无副作用。目前欧美国家研究还证实，黄豆制品也可以减少男人脱发和前列腺癌的发病率。

黄豆制品有这么多优点，又是我们的传统饮食，为什么不吃呢？

西式草药治疗多囊卵巢综合征

很多人以为只有中国有中草药，其实西药的制造，也不过是近百年的事。每个地区和民族在千百年来与疾病斗争的过程中，都发现过自己的草药。欧美国家也和中国一样，有自己的草药学校，草药医生。

很多传统的西医医生也认识到西医、西药的不足，而开始学习草药。就像中国的“中西结合”一样。西医在欧美国家也有很多小分支。

在“美国医学杂志”（AMJ）大概在两年前发表了一篇文章，

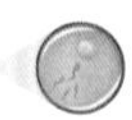

介绍用一种小莓子制的草药片来治疗多囊卵巢综合征。该妇产科医生曾在德国做过妇产科医生,而德国的妇产科医生一直用这种“草药”治疗多囊卵巢综合征。她将这种治疗方法带到美国,很多美国妇产科医生也都开始用。这篇文章是推广该药物的使用。文章指出,没有发现这种疗法的副作用。

我有一次开车时,听纽约大学的妇产科医生在收音机中讲多囊卵巢综合征,也指出用这种方法治疗。当时有病人来电话说,她多年来就是用这种方法自我治疗。服 3 个星期,停药 1 个星期来月经。怀孕期间停药。

我也有用这种方法治疗过多囊卵巢病人。一个病人说服药后可以每 2 个月来一次月经。总之,个人的症状轻重不同,对药物的反应也不一样,可以作为辅助治疗,反正没有副作用。

该药的名字是 Chestberry 或者 Chesterberry,在加拿大或美国的“健康食品”店可以买到。

▶▶ 其他闭经与不孕疾病

除了多囊卵巢可以引起闭经和不孕以外,其他精神、饮食和运动状态也可以引起闭经和不孕。这是因为生命的宗旨首先是保护个体的存在,其次才是延续后代。

如果你从事于高强度的训练,比如运动员,长跑运动员,或者是精神长期处于高度紧张状态,或者体重突然上升或下降,或者突然改变生活环境,也可能引起闭经。

月经的目的就是生育,当身体觉得你处于“非常时期”,生命有可能受到威胁时,首先要停止的就是生育功能,也就是卵泡的正常发育和月经。这种闭经和多囊卵巢引起的闭经截然相反。这种闭经,患者体内的雌激素水平非常低,和绝经后妇女一样低,但是卵泡刺激素和黄体生成素的水平也低。绝经后妇女是雌激素低,但是卵泡刺激素和黄体生成素很高。而多囊卵巢综合征的特点是雌激素高,黄体生成素也高。

这种闭经是由于大脑和下丘脑这些高级神经系统的影响而造成的，所以称为下丘脑性闭经。治疗时要同时补充雌激素和孕激素，患者才能来月经。这种状况一定要治疗，以避免骨质疏松，特别是运动员。如果没有雌激素的存在，吃进去的钙在肠道里不可能被吸收，因而造成骨质疏松。

记得我刚上大学时，得了胃病，一吃东西就胃疼，掉了20斤体重，同学笑我可以被风吹走。整整十个月没来月经，直到治好了胃病，体重恢复正常，月经才恢复。因为在饥饿状态，身体得到的信号是：有大饥荒了，赶快停止生育功能，以避免被饿死。在以前生产能力低，靠天吃饭的漫长岁月里，你我都是在饥荒中得以生存者的后代，身体也学会了这种保护反应。

有一个病人，一年中先是出了一个大车祸，后来又得了带状疱疹，她又忙于跑生意，五大洲四大洋地坐长途飞机、倒时差、吃不好饭，人也瘦了，结果一年多没来月经。查血发现雌激素和卵泡刺激素都低，甲状腺功能正常。只有先给她服上几个月的雌激素和孕激素，以预防骨质疏松，同时告诉她避免上述的紧张和压力，逐渐恢复体重，希望停药后能自动来月经。

还有一个30多岁的病人，失恋后情绪低落，掉了不少体重，一年没来月经，诊断为下丘脑性闭经。我给她开了雌激素和孕激素，她却自以为是，不肯吃药。两年后来看我时，她拄着双拐。说是下一层台阶时没小心，摔倒后就骨折了。她做了骨密度测试，已是骨质疏松。现在除了吃骨质疏松的药以外，她还要求我开女性激素，帮助她正常来月经。

欧美国家曾经以超低体重为美，模特们骨瘦如柴，造成厌食症在女孩子中流行，甚至造成突然死亡。据说原英国戴妃也曾有厌食症。现在欧美国家已经批判了这种做法，新出的洋娃娃（芭比）也是正常体重，而不再像麻杆一样又高又瘦了。

输卵管是否通畅?

输卵管是卵子和精子相遇的鹊桥,输卵管阻塞,精子和卵子无法接触,怎么可能怀孕?检查输卵管是否通畅有四种方法,下面为您一一介绍。

1. 输卵管造影

这是最古老但仍在使用的方法,在月经干净后3~7天内,在子宫颈管里放进一个带水囊的导管。导管放进后,将水囊充水,堵住宫颈管,使造影剂不能倒流。然后向宫腔内打造影剂,在X线下观察输卵管是否通畅,也可以观察到子宫腔的形态,有无畸形、息肉或肌瘤。

缺点:病人和手术者都会暴露于X线。

2. 输卵管通水

基本原则和上面相同,不同的是向宫腔内打的不是造影剂,而是生理盐水。所以医生和病人都不会暴露于X线下。

缺点:医生凭感觉,如果水的阻力大,则有输卵管阻塞的可能性,准确率不高。而且无法观察到子宫腔的形态,有无畸形、息肉或肌瘤。

3. 在超声下输卵管通水

这是一项比较新的技术,和上述的方法基本相同,只不过是在超声下观察是否有液体通过输卵管。在通水时可以同时打两个小气泡,可以在超声下清楚地看到气泡通过输卵管进入腹腔,说明输卵管通畅。此项检查需要一定的超声技巧,需要由生育中心的医生去做。

4. 腹腔镜下直接检测

是向子宫腔内打入加了亚甲蓝的液体,在腹腔镜下观察,蓝色液体是否能通过输卵管？如果不通，堵在哪里？

临床应用：

● 诊断和分离粘连：我有一个病人，盆腔超声和X线下输卵管造影均正常。但是在腹腔镜下发现盆腔充满了粘连（超声检测不出粘连）。卵巢和输卵管被粘连完全隔开了，所以即使排卵了，卵子也无法进入输卵管与精子相遇。被一堵墙（粘连）隔开了。所以分离粘连，可以给她一个自然怀孕的机会。

● 诊断和治疗子宫内膜异位：早期子宫内膜异位，只是分布在盆腔的像芝麻那么大的小出血点。超声根本查不出来。正常清亮的盆腔液体也会变成血性，造成不利的盆腔环境，阻止了妊娠的发生。想一想，如果盆腔液体是清亮，正常的，排卵后的卵子如果掉在健康清亮的液体中，可以被输卵管末端，像数个手指一样的结构（伞端），"捞起"而送进输卵管与精子相遇。但是如果盆腔液体是血性的，排卵后的卵子掉进去以后，则无法存活。这就是为什么"子宫内膜异位"可以引起不孕的原因之一。

将子宫内膜治疗后，改变了盆腔的内环境，受孕就有可能成功，我见过好几个这样的病例。

一个40多岁的妇女，因为盆腔痛和严重痛经来找我。她多年没有避孕也没怀孕。因为已经有了一个孩子，所以也没在意。腹腔镜下发现了有子宫内膜异位。我将子宫内膜异位的小出血点"烧"了以后，她盆腔痛很快就消失了。意外的是，她当月就怀孕了。当时我们有些担心，因为腹腔镜是在全麻下作的，怕对胎儿有影响。她不愿做流产，超声检查胎儿完全正常，生下的宝宝也非常健康。我还有好几例这样的病人，也是在腹腔镜下治疗了子宫内膜异位后怀孕了。看来子宫内膜异位是她们不孕的唯一的原因。

● 做输卵管修复术：如果腹腔镜下发现输卵管堵塞在最末端（伞端）也就是"捕获"卵子的部分，可以当时用激光或烧灼法将这部分打开，做一个人造开口，或同时作其他修复术。

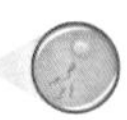

缺点:在全麻下手术(任何全麻和手术都会有危险,虽然发生率很低)。在西方是当天入院,手术后当天出院,术后休息两天。手术医生也需要一定的技巧,要会识别什么是“子宫内膜异位”点,会用激光或电灼法烧灼治疗。

输卵管堵塞后怎么办?

很多病人问我,输卵管堵塞后是应该做试管婴儿,还是做输卵管修复术?

这个问题并非一句话能解释。首先要理解输卵管和家里的水管不同,它是有功能的。输卵管末端像手指一样的结构,可以将卵子“拾”起来,用“蠕动”的方式,将卵子送到输卵管中部与精子结合。输卵管再用“蠕动”的方式,将早期胚胎“送”到子宫去着床。输卵管还分泌“输卵管液”,输卵管液可以滋养早期胚胎,与胚胎早期在输卵管里发育有关。

炎症发生后,这些功能都有可能受到破坏。仅仅机械性的将管子通了,不一定能解决全部问题。

还有,如果输卵管通了但又狭窄,精子小可以通过,但是受精卵发育为胚胎后则大了很多,不再能通过这个狭窄处,可能成为宫外孕,需要及时治疗。宫外孕有时可能会很危险。

当然由于个人情况不同,应根据输卵管堵塞的位置、严重程度与自己的医生讨论。

如果你同时还有其他的不孕因素,比如年龄、精子质量等问题,很难肯定不孕症就是完全由输卵管堵塞造成的,修复了输卵管并不能保证妊娠。我认为还不如直接作试管婴儿。当然也要根据具体情况考虑各种治疗的费用。

如果你有输卵管积水而且决定做试管婴儿,一定要将积水的输卵管摘除。输卵管里发炎的液体倒流回子宫腔里,会影响胚胎着床,降低试管婴儿成功率。

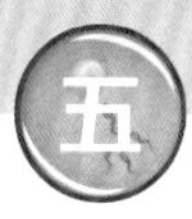

有子宫内膜异位症怎么办？

据估计，10%~15% 的妇女都患有子宫内膜异位症，而三分之一的患有子宫内膜异位症（简称：异位症）的妇女都会有不孕症，所以说是一个相当大的数字。

▶▶ 子宫内膜异位症是怎样发生的？

看了基本知识这一章后，你知道了，月经是子宫内膜脱落而造成的出血，所以月经血里也混有子宫内膜。妇科的结构实际上是由两根管子形成的，管子的上半部各自分开，朝着左右两个不同的方向，形成输卵管，下半部则融合在一起形成了子宫和阴道。所以子宫出血时，血可以向下从阴道流出，称为月经。也可以随着输卵管流入盆腔，可以称为“倒经”。这是正常的，发生于每一个妇女。如果在月经期间做腹腔镜，你会看到盆腔积液成为“血性”。

当子宫内膜随着月经血进入盆腔后，应该被盆腔完全吸收，就算完事了。但是在某些人，这些子宫内膜的碎片，并没有被吸收，也没有死亡，而是在盆腔“扎了根”。以后每次来月经时，这些在盆腔“扎了根”的子宫内膜也开始出血。这下问题就来了。

腹膜是一个异常敏感的组织，盆腔腹膜上的出血可以引起严重的疼痛和“炎性反应”。盆腔痛可以在任何时候出现，但是在月经期间加剧，有时可以痛至“昏倒”的程度。如果异位的地方分布的一侧，可以引起一侧盆腔痛，分布在中央可以造成中部痛，分布在子宫和直肠之间，可以造成性交痛，或者由于直肠受到刺激，而产生月经期腹泻的症状，或者尿频症状。

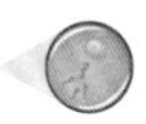

长期的炎性反应,可以引起盆腔粘连。粘连严重时,子宫可能固定在后位上而不能移动,临床上称为“冰冻盆腔”。

如果异位发生在卵巢上,每次来月经时,异位处也出血,血越积越多就成了“巧克力囊肿”,陈旧的血就像是液体的巧克力。

至于为什么有的人的子宫内膜可以在盆腔“扎根”,而有的人则不能,其理论多年在一直改变。有些研究认为与暴露于化学毒素,如DDT(滴滴涕),DDV(敌敌畏)有关,有些人提出与病人的免疫功能有关,而最新的理论则认为与体内“血管生成素”(angiogenesis)的水平有关。

并不是所有异位都有症状。我有一个妇科医生同事,刚生完二孩没多久。一天早上醒来后,自己在床上一摸,发现下腹有一个包块。一查是巧克力囊肿,还挺大的,她竟然没有任何症状,也没影响怀孕。

似乎越是小的,像出血点一样小的异位,越容易引起疼痛,大了反而不痛了。

▶▶ 为什么子宫内膜异位可以引起不孕症?

1. 异位的子宫内膜释放“炎性物质”影响了正常的盆腔的生理环境。

卵子从卵巢上“跳出来”以后,进入了盆腔。盆腔内有了少量液体,使其不会“干掉”。然后输卵管再用它的手指状的末端(伞端)“抓起”卵子,运送到输卵管的中部去与精子相结合,称为受精。

在患有子宫内膜异位症时,本来清亮的盆腔液体,现在变成了“血性”,被血染了,这种环境不适于卵子的生存,因而造成不孕。

这时可以先用“试管婴儿”的方法,将卵子取出来,与精子在体外受精,等到发育成胚胎以后再放回子宫去,这样就避免了盆腔的炎性反应环境。但是如果试管婴儿反复失效,则应该做

"腹腔镜"，烧除掉这些异位的子宫内膜，改善盆腔环境后，再试用"试管婴儿"，就可能成功。

2. 子宫内膜异位症引起了盆腔粘连

有些病人，输卵管造影是通畅的，激素和月经也正常，男方也正常，但就是不怀孕。后来一做腹腔镜，才发现她有不少盆腔粘连，有些粘连将卵巢和输卵管完全分隔开来了。所以卵巢排出的卵，无法进入输卵管，因而不可能怀孕。这时可以用腹腔镜将粘连分离。但是粘连分离后，留下的粗糙面很容易再粘连在一起。虽然有各种药液术后可以留在盆腔里，以预防粘连的再形成，但效果均不理想，所以这也是试管婴儿的一个适应证。

怎样诊断子宫内膜异位症？

1. 超声　超声只可以诊断巧克力囊肿，但是不是所有的卵巢囊肿都是巧克力囊肿，卵泡也是"囊肿"，卵巢肿瘤也可以是"囊肿"。有些超声医生会提醒你，这个看来是巧克力囊肿。也可以用磁共振（MRI）的方法，来进一步诊断鉴别。或者数周后再做一次超声，或者查癌指标，也都可以进一步区别巧克力囊肿与其他卵巢囊肿。这些应由妇产科医生来决定。

2. 腹腔镜　很多子宫内膜异位症都像是撒在盆腔里的芝麻，很小的出血点，这时超声根本无法分辨，就只有用腹腔镜的方法来诊断。

这种像芝麻大小的子宫内膜异位症，可以是几个，也可以很多个。颜色可以是鲜红色，像是小出血点，也可以是紫红色，也可能是白色，所以手术者需要一定的经验和训练才可以识别它们。

除掉这些异位的方法是烧灼，当然可以用电灼法烧，但是深度不易掌握。最好是用激光来烧灼，这样可以掌握深度，因为激光的穿透力是有限的。手术者的经验和技巧也非常重要，有些子宫内膜异位症就在输尿管表面的腹膜上，烧灼太深，可以引起输尿管坏死，漏尿，也可能引起狭窄，在直肠前面的也得小心。

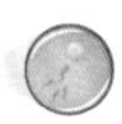

也可以在腹腔镜检查和治疗子宫内膜异位症时，同时检测输卵管是否通畅。有些病人在烧掉异位的子宫内膜和疏通输卵管以后就可以自然怀孕。

子宫内膜异位症的治疗

1. 妊娠　如果像以前的妇女一样，结婚以后就不停地生孩子，肯定不会有子宫内膜异位症。子宫内膜异位症大都是在进入生育年龄以后数年不怀孕的结果。当然怀孕是最好的治疗方法。所以如果你的社会条件允许，最好的，最没有副作用的治疗方法就是怀孕。

在怀孕期间不会有月经，异位需要“月经”来养活，所以盆腔里那些散在的异位的子宫内膜的就会被“饿死了”。至于巧克力囊肿，则根据其大小，也会有一定程度的缩小。

2. 含有孕激素的宫内节育器　如果你已经有了小孩，不想再要了，可以用一种含有孕激素的宫内节育器。不但可以减轻盆腔疼痛的作用，还可以治疗痛经，避孕。

我有一个病人，七年前做巧克力囊肿手术时，医生同时给她放了一个含孕激素的节育器，术后五年中，她基本上没有什么月经，也没有盆腔疼痛。巧克力囊肿也一直也没有复发，她觉得自己已经“治愈”了。

该节育器只有五年的有效期，取了节育器以后，她就没有再放一个新的。谁知两年后又出现了盆腔痛，痛经。超声一查，双侧巧克力囊肿又复发了，而且已经长到了 4 公分大小，她不愿意再做手术，要求再放一个同样的节育器。我告诉她，像她这种情况，该种节育器应该一直放到绝经，每五年换一个。现在巧克力囊肿已经长到这个大小，该节育器恐怕不能将其完全缩小了。

治疗子宫内膜异位症的关键就是让病人少来月经或者不来月经，这样异位的内膜就会因为“饥饿”而“死亡”。

3. 避孕药　口服避孕药已经存在市场上并使用了半个多

世纪了。经得起时间的考验，也对其作用及副作用研究的非常透彻。我们知道避孕药可以减低卵巢癌的发病率，不增加子宫内膜癌的发病率。是否增加乳腺癌发病率目前仍有不同意见。

口服避孕药在中国妇女中使用不普遍。但是在西方，特别是 40 岁左右妇女，大部分都有很长时间使用口服避孕药的历史。很多妇女从十几岁就开始用，有的为了调经，有的为了避孕，想生孩子时停药，生完孩子后又用上了。很多妇女 40~50 岁了还是不愿意停药，我只有劝她们改用其他的避孕方法。

口服避孕药最大的副作用是血管内凝血。所以我对 35 岁以上的妇女，特别是已有三高的妇女非常慎重。对于年轻妇女，发生心梗，脑梗的可能性非常低，是一个很好的治疗子宫内膜异位症的药物。35 岁以上的吸烟妇女，也绝对不应该用口服避孕药。

我有一个病人，20 岁刚刚出头，没有过性生活。因为腹痛做超声时，发现双侧 4 公分大小的巧克力囊肿。她不愿意做手术，要求保守治疗。我于是给她用上口服避孕药，是每片都含有同种剂量的雌激素和孕激素的那种。让她每三个月才停一周的药，来一次月经，而且每三个月做一次超声。每次超声都显示出巧克力囊肿在不断的缩小。一年以后竟然基本上消失了。她也一直没有痛经和腹痛的症状，对这个治疗效果非常满意。西方也有这种包装的避孕药，名字叫 Seasonal，意思说每一个季节才来一次月经。

对于年龄大一些的人，或者是因某种原因不能用含有雌激素避孕药的人来说，也可以用仅含有孕激素的避孕药，每天都服一片药，不停药。很多妇女在服用数月后也可以达到完全闭经的效果。副作用是可以引起钠水潴留，体重增加。但不会造成血栓形成，所以没有大的危险。

4. **避孕针** 避孕针也是一种孕激素制剂。打进肌肉后，缓慢地吸收，打一针可以管三个月。在头三个月可能会有点滴出

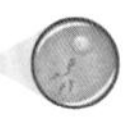

血，一般在三个月时，打第二针后就完全闭经。这个药在 90 年代非常时兴，西方很多妇女都用它。

中国妇女受了传统中医的影响，认为月经是“脏血”，每个月必须得流出来。这个说法真是不科学的，身体里没有“脏血”，月经引起的大出血照样可以死人。但是西方妇女没有受过这个影响，所以很多妇女都不希望来月经，而且在某些特殊情况下，最好没有月经。

比如说，有一个女兵，训练很苦，而且随时可能打仗，这个方法对她太适宜了。还有穆斯林的妇女，到沙特朝圣时，有月经的女人是不能进入圣地的，所以也需要这些药，还有游泳运动员、教练等等。

第一针必须在月经开始的三天以内打，以后每三个月打一针，该药十分便宜。

但是，该药的几个副作用使它最终失宠。

- 用药两年以上可以引起骨质疏松。虽然停药后可以恢复，但是回不到用药以前的水平。

- 可能引起钠、水潴留，体重增加。有头痛史者可以使头痛加重。但一针打下去就收不回来了，只有等 3 个月。

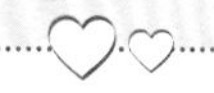

5. GnRh 类似物　要让妇女不来月经有两个方法，一个是用大剂量的女性激素去压它，或者干脆让女人进入绝经状态，该药就是让妇女暂时绝经。每个月打一针倒也方便，只是价格昂贵。

副作用是：

- 让一个年轻妇女突然进入绝经状态，可以产生严重的潮

热，盗汗，失眠，抑郁等等症状。当然可以给回小剂量的雌激素以改善这种状态。

● 绝经状态也可以引起骨质疏松，使骨骼大量脱钙。

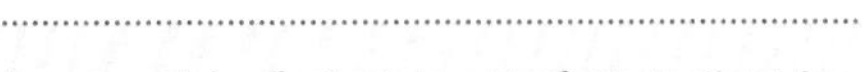

● 该药不是避孕药，所以从理论上讲，还应该采取避孕措施。

由于以上的副作用，该药似乎在美国和加拿大渐渐失去市场，但是却在中国找到了新市场。

如果子宫内膜异位症是用手术方法治疗的，术后应用3~6个月左右的上述的某一种药品，以预防其复发。

巧克力囊肿是一个“假囊肿”，所以在手术中将其完全去除是不可能的。因为它没有包膜，所以术中会破裂，难免有残留的异位组织。所以手术中冲洗盆腔很重要，术后也要用药物方法，将残留的异位全部“饿死”。

小结

只有三分之一的子宫内膜异位症影响生育，还有三分之二不影响生育功能，所有一定要给妇女一个自然怀孕的机会。再说怀孕也是治疗子宫内膜异位症最好最天然的方法。

因为卵巢上的巧克力囊肿并没有包膜，所以手术切除中出血是不可避免的。止血的方法是用电烧灼，这时也会同时“烧死”卵巢上的卵子，造成卵巢储备的下降，给以后的自然生育和试管婴儿都造成不可逆的影响。

其实即使卵巢上有巧克力囊肿，在作试管婴儿的过程中抽吸卵子时，也有可能避开它，不一定非要先手术取掉再做试

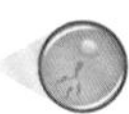

管婴儿。

不可否认，子宫内膜异位症有可能影响妊娠。所以目前西方医生认为先做试管婴儿，胚胎反复不能着床时，再治疗子宫内膜异位症。

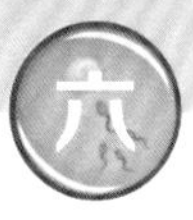

子宫肌瘤会引起不孕吗?

▶▶ 什么是子宫肌瘤?

子宫肌瘤的这个“瘤”引起了无数女性的恐慌，谁愿意身体里有“瘤子”呢？再说癌症也是一种瘤子，所以又将子宫肌瘤和癌症联系在一起，全家人恐慌不安，到处求医。再小的肌瘤也要求做手术，因为癌症不都是从很小的“瘤”子发展起来的吗？很多人坚持要将这个“瘤子”切掉，甚至不惜代价。

其实英文的词中并没有“肿瘤”的意思。子宫肌瘤的英文俗名是 fibroid，“fib”是“纤维”的意思，子宫肌瘤是肌纤维构成的。“roid”则是“聚集在一起”的意思。比如甲状腺的英文是 thyroid，这里也有“roid”，就是分泌甲状腺素的细胞聚集在一起形成的结构。所以英文“肌瘤”的原意是“肌纤维聚集在一起的一个结构”。和甲状腺这个结构差不多。所以在英文的原意没有任何“肿瘤”的成分。

现在我终于明白了，为什么我在和外国病人用“fibroid”这个词时，病人毫无恐慌，仍然可以保持微笑，而我向中国病人提到子宫肌瘤这个词时，缺乏医学知识的病人会大惊失色，马上问我会不会变成癌症。原来全部根源在此。

我只有向病人解释：“子宫肌瘤就是长在子宫里面的一个肉球。它变成癌症的机会比出车祸的机会要低得多。你不会因为开车或坐车有车祸的可能，而从此不出门了吧？”

说真的，我当了 40 多年的医生，小车祸见过好几个，但是只见到过一个子宫肌瘤恶变的病人。这个病人也没有子宫肌瘤的历史，两个孩子都很小，突然发现肚子里出现了一个肿瘤，很

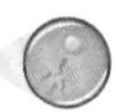

快长到肚脐以上……

再说,女性最常见的恶性肿瘤是乳腺癌,每7个人就有一个,其次是子宫内膜癌,然后是宫颈癌、卵巢癌等。当然和男人一样,其他部位的癌症也常见。有些女性捡了芝麻丢了西瓜,预防宫颈癌和乳腺癌的检查不做,高血脂也不治,反而在肌瘤上大伤脑筋,反复做超声,增大了半厘米就赶快看医生,实在没有必要。其实绝经以后子宫肌瘤就萎缩了。一个可以自行消失的肉球,何必如此大做文章?

自从超声技术的发展,并成为妇科年检的必做检查,小到几毫米的肌瘤也被查出来了,加上这个“瘤”字,将其划入肿瘤群,确实给某些女性造成了不必要的精神负担。还有些女性认为做个超声就算是查了妇科了。其实女性两种常见的可以预防的癌症——宫颈癌和子宫内膜癌不能用超声的方法查出,而是需要细胞学的诊断。某病人告诉我,她母亲每年妇科体检只做超声,做了十年,结果得了宫颈癌。这就是一个活生生的例子,一个悲剧。

子宫肌瘤是一个依赖雌激素的组织。所以大多发生于中青年的女性,绝经后雌激素水平非常低,肌瘤也会慢慢萎缩。如果绝经后肌瘤反而长大,则应警惕!肌瘤就像是干活人手上磨出的老茧,如果不干活了,老茧也就消失了。你是将老茧手术切除呢?还是不理会它呢?

子宫肌瘤会引起不孕症吗?

要理解子宫肌瘤对生育的影响,首先需要复习一下子宫的基本结构。子宫外面厚厚的那层是子宫肌层,里面那层薄薄的称为子宫内膜。子宫内膜和月经与生育关系密切,肌层则只是在生孩子时负责将胎儿挤出去。

子宫肌瘤是长在肌层里的。只要它不朝子宫内膜的方向膨出，一般来说就不会影响生育功能。向子宫内膜方向膨出的肌瘤称为黏膜下肌瘤，只占全部肌瘤的百分之五。大部肌瘤是朝外生长，或者局限于子宫肌层内，所以不会影响生育功能。

据美国生育协会的资料，5%~10% 的不孕女性患有子宫肌瘤。可能影响生育功能的肌瘤是：或者向子宫内膜膨出称为黏膜下肌瘤，或者存在于子宫肌层但大于 6 厘米的肌瘤。大部分肌瘤并不影响生育功能。

美国生育协会也指出，如果你患有肌瘤而且同时有不孕症，应该做其他不孕症的检查。因为不孕症很可能是其他因素引起的，并非肌瘤。

已经怀孕的女性中大约 2%~12% 患有子宫肌瘤。如果在妊娠期间肌瘤长大的话，一般在妊娠的前 12 周。

由于肌瘤的位置，在某些情况下，肌瘤可以引起胎位不正，早产或流产。但并非发生于每个妊娠合并肌瘤的病人。

如果肌瘤严重改变了宫腔的形状，或者长在某些关键的地方，比如在宫颈管内口，或者输卵管在子宫的开口，影响了精子的通道，有可能造成不孕。但是这种情况非常少见，而且切除这些地方的肌瘤绝非易事，甚至可能对周围和局部结构造成更大的损伤。这些完全可以用人工授精或试管婴儿的方法来解决，创伤小，妊娠成功率却高很多。

子宫肌瘤都要做手术吗？

子宫肌瘤和一般的肿瘤确实不同，首先百分之九十九以上的肌瘤都是良性的，其次绝经后肌瘤就渐渐萎缩，甚至萎缩到超声无法测出。最后是子宫肌瘤绝对不会引起胎儿畸形，或者影响胎儿发育。而手术切除反而产生更糟糕的后果。

很多人不明白肌瘤是子宫肌肉的一部分，从肌肉中将肌瘤剜出来，就像是从桃子中将桃核剜出一样，并不那么容易，而且

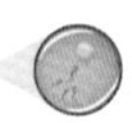

出血量会很多。另外,肌瘤都是多发的,切除肌瘤时一般只是切除最大的那个,不可能将每一个小肌瘤都剜除。要不子宫不就成了“马蜂窝”?

我也遇到过这样的病人,几年前把最大的切除了,几年后小的肌瘤又长到以前的那么大了。为什么?因为肌瘤是身体里的雌激素和有雌激素效应的化学干扰剂的共同作用,只要这些物质存在于身体里,它就可以继续的刺激其他的肌瘤持续生长。除非你将子宫切掉。其实切除子宫比剜除肌瘤要容易得多,出血量也少得多。

还有一个重要的问题,剜除肌瘤是要切开子宫肌层的,所以成了瘢痕子宫。术后一定要等二年的时间才能怀孕,怀孕后大多需要做剖宫产。至于这个瘢痕是否结实,是否经受得起妊娠期间子宫不断膨大的张力,也是一个考验。

任何手术都有麻醉危险,出血和感染的危险,还有血管里血栓形成的危险。每一种危险都会有危害生命的可能性。如果不是十分必要,何必去冒险?而且手术都有出血,感染和粘连的可能性。这些本身就可以引起输卵管堵塞和不孕。

对于子宫肌瘤引起不规则出血和月经过多症,目前已有不少保守疗法,效果也很好,不一定非要切除肌瘤或子宫。只要维持到绝经期,月经没有了,肌瘤也会萎缩了。何必非要手术?

有子宫肌瘤而又想怀孕的人,千万不要急着做手术。子宫肌瘤一般不会影响妊娠。在妊娠期间由于激素水平的提高,肌瘤会比孕前要增大,但是在产后一般又会恢复到孕前的大小,我有不少肌瘤病人成功妊娠分娩的例子。晚期妊娠时应该做一个超声,证实肌瘤没有阻挡产道,仍以阴道分娩为佳。

我本人也不同意因为有肌瘤而做剖宫产,同时做肌瘤切除术。因为晚期妊娠时肌瘤大,而且子宫血流最丰富,所以手术中无疑出血量会多,也会影响产后子宫收缩,增加产后出血的危险。产后出血仍然是产妇死亡的一个危险因素。

有黏膜下肌瘤的病人，平时也会有月经量增多的现象。所以如果你月经量不是过多，也没有什么症状，只是做超声时查出肌瘤，大可不必恐慌。再说肌瘤引起的月经过多问题，现在也有种种保守疗法，保守疗法无效时再最后考虑手术治疗。如果没有生育要求，子宫切除比肌瘤切除要容易得多，快得多，出血量也会少。手术时间越短的手术，产生合并症的机会也越少。

怎样预防子宫肌瘤和子宫内膜异位症？

子宫肌瘤和子宫内膜异位症都是与雌激素有关的疾病。当女性进入绝经期，卵巢不再产生雌激素时，子宫肌瘤就会萎缩，子宫内膜异位症也会自动缓解。说明它们是依赖雌激素的疾病。

做过多年妇产科的老医生都知道，肌瘤的发生率越来越高，几乎三分之二的女性都有肌瘤。而且大肌瘤也越来越多，为什么？哪儿来的这么多雌激素？答案是，很多环境中的化学物质，虽然不是雌激素，但是可以产生雌激素“效应”，起到雌激素的作用。被称为“内分泌干扰剂”。真、假雌激素在一起，大大刺激了子宫的肌细胞，使其过度生长，成了一个多余的肌肉球。

在 2016 年 3 月的《临床内分泌与代谢》杂志中报道了欧盟的研究资料。该资料指出内分泌干扰剂是相当一部分女性生育系统异常、子宫肌瘤、子宫内膜异位症的发生原因。

“内分泌干扰剂”（endocrine interrupter）有时翻译为“内分泌阻断剂”，是一大组人工合成的化学物质。它们的名字又长又复杂，让人永远记不住，搞不清，还经常查不到中文翻译。但是它们多年来却与你我的生活密切相关，我们每天都使用和接触它们。它们对健康的不良影响，直到今天我们才刚刚有了初步的认识。并把它们统称为内分泌干扰剂。以下简称为“干扰剂”。

我们现代生活中的每一天都在和干扰剂打交道。干扰剂存在于杀虫剂中，我们每天吃进去水果、蔬菜、粮油、和用它们喂养

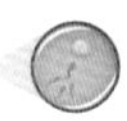

出来的肉类,都会有杀虫剂的残留。干扰剂还存在于玩具、化妆品里,及各种食品的容器里。以前用以盛装食品的玻璃、金属、和木制容器,已经逐渐为塑料制品而取代。使塑料变软和变硬的添加剂,也属于干扰剂。塑料袋和保鲜纸中必须加有软化剂,而塑料桶、塑料盒则必须加有硬化剂。

据欧盟的资料估计,20%~39% 的子宫肌瘤和子宫内膜异位症都是由干扰剂引起的。根据这个估计,欧盟在 2010 年有 56 000 名女性接受子宫肌瘤的治疗。145 000 名 20~44 岁的女性接受子宫内膜异位症治疗,也是由暴露于干扰剂引起的。

作者还指出,这仅仅是冰山的一角。干扰剂对女性生殖健康的影响大大高于以上数字。作者指出,1976 年制定的化学毒品控制指南,正在被重新考虑和修改。

纽约大学副教授 Trasande 指出,这仅仅是干扰剂对女性生殖器官影响的一小部分。由于证据充足,欧盟正在慎重考虑怎样对待。

以前在美国的一项调查研究中发现,美国长岛区域女性乳腺癌的发病率高。对她们的乳房组织进行化验,发现 DDT 的含量高于美国其他地区的人。原来长岛地区多年前曾经是农业区,当年使用的 DDT 杀虫剂污染了地下水源,增加了当地饮水中 DDT 的浓度。虽然 DDT 在美国早已被禁用,但是这些化学制剂的结构异常稳定,会在自然界中长期存在下去。

美国内分泌协会最近也警告干扰剂与糖尿病,肥胖和甲状腺功能异常之间的关系。

一次到一个朋友家访问,她不久前因为子宫肌瘤太大,引起了严重贫血而做了子宫切除手术。她给我泡茶,我第一眼看到的就是那个塑料的烧水壶。再到厨房一看,塑料制品也不少,她还爱将剩饭菜放在塑料盒里用微波炉加热。加热、冷冻和日光的强烈照射都会大大增加塑料添加剂的释放。她的锅也都是加了一层黑色涂料防粘的那种,因为长期使用,这层黑涂料已经残破。想想她每天要吃进多少干扰剂，子宫肌瘤长的又大又快也就不奇怪了。

我也曾到一个得了乳腺癌的朋友家做客，发现了同样的现象。

塑料制品确实为我们的生活带来了不少好处，现在要完全避免简直不可能，但是应该避免在高温和冰冻情况下使用塑料制品。另外很多用品完全可以用不锈钢、玻璃、纸制品代替，而且市场上完全可以买到，关键是要认识到这点。

在这里我更要提醒妈妈们。儿童体重可能只有你的十分之一，暴露于同样剂量的干扰剂，对他们健康的不良影响会是你的十倍！很多干扰剂会影响孩子的智力和行为，因此，不要用塑料奶瓶，不要将食物放在塑料容器里，用微波炉加热后再喂他们。

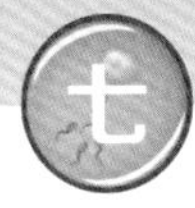

“原因不明的不孕症”有了原因

生育年龄夫妻在一起一年以上而不能怀孕者，则称为不孕症。有 10% 的不孕症，似乎找不出任何原因，双方的各项检查都正常，被称为“原因不明性不孕症”。其实这些不孕症并不是没有原因，只是我们以前不知道而已。下面我就介绍这方面的最新进展。

▶▶ 高胆固醇与不孕症

在 2014 年《临床内分泌与代谢杂志》中，作者 Schisterman 博士随访了 401 名想怀孕的美国夫妻，其女性平均年龄为 30 岁，男性平均年龄 32 岁。这些夫妻血糖均正常，一年内有 87% 的夫妻得以怀孕，而 13% 的夫妻则没有受孕，被诊断为不孕症。

作者同时测量了这些夫妻的胆固醇水平，发现未能怀孕夫妻血液中的胆固醇水平高于已怀孕的夫妻。作者指出，动物研究已经证实，患有高胆固醇的动物生育能力降低，这个研究指出，这种现象也存在于人类。

目前认为，高胆固醇实际上是说明人体内有“炎性反应”。有一个化验叫“高灵敏度 C 反应蛋白”，是体内的炎性反应的一个指标。有急性或慢性炎性反应时都可能升高，对于患有高胆固醇的病人，如果你同时查他们血液中炎性反应的指标——高敏度 C 反应性蛋白，在不少情况下也会偏高，说明他们身体里有“炎性反应”。

“炎性反应”说明身体处于一种激惹状态，或者是“非和平”期。比如说肺炎、肝炎都是炎性反应的一种，身体正在和入侵的细菌、病毒拼个“你死我活”。身体内还有某些潜在的慢性炎性反应。你不一定有感觉，只有在做化验和体检时查出来。高胆固醇就是其中一种。

高胆固醇是由于不健康的饮食和生活习惯而造成的。那么怎样降胆固醇？

大概来说，肝脏制造三分之二以上的胆固醇，食物中的胆固醇仅占不到三分之一。这些胆固醇必须在肠道内被吸收，才能进入血液循环，这才是查到的胆固醇。

看来肠道的吸收至关重要。有多少胆固醇在肠道里被吸收，决定于你吃进去了多少纤维素。因为可溶性纤维素可以在肠黏膜表面形成一层膜，减少胆固醇的吸收。纤维素还可以吸收胆固醇，就像纸可以吸油一样，让它和粪便一起排出体外，因而胆固醇也不能被吸收入血。

那么怎样非药物降胆固醇呢？下面是几个在饮食和生活习惯方面的建议。

1. 吃传统饮食

想想我们的上几代人生育能力有多强，你就明白了。哪家不是四五个孩子？那时候吃的是传统饮食。穷、肉少、油少并没有影响生育能力。

在最近的二三十年，西方的含糖饮料和快餐店像洪水一样涌入中国。各种食品添加剂也数不胜数。年轻人喜欢赶时髦。缺乏科学养育知识的父母，也生怕孩子“营养不足”，拼命喂孩子自己以前吃不到的肉、奶、糖。短短的二三十年，不育门诊的人数就超过了计划生育门诊。妇科医生从忙于宣传避孕改为忙于治疗不孕。

这里的关键是，我们的基因并没有改变，四千年传统的针灸和中医技术仍然治病，证明我们的基因并没有改变多少，但是我们饮食改变得太快，身体无法适应，造成高胆固醇从少见病一跃成为常见病。

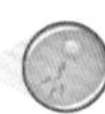

2. 吃黄豆制品和豆类

黄豆制品对健康的影响，中外已有成千上万的研究文章。黄豆制品可以降胆固醇，这点在世界上已经没有异议。包括美国的心脏协会也承认了这点。这就是为什么在北美的市场上，黄豆制品的种类比现在的中国还要多，光是豆浆就有多种。

意大利米兰的科学家做了一项有趣的研究。给12位高胆固醇的病人都吃上低脂饮食。但是在头4周内都吃肉，后4周内都吃黄豆制品。结果发现吃了4周黄豆制品以后，这些人的低密度脂蛋白降低了16%！

这里的黄豆制品用的是黄豆蛋白。那么要吃多少黄豆蛋白才能达到降胆固醇的效果呢？20到25克，相当于三两硬豆腐中黄豆蛋白质含量。

对日本长寿村的营养调查发现，长寿老人们平均每天吃85克豆腐，不到二两。过年过节才吃肉。

3. 吃燕麦粥

在过去的几十年起码有五十多篇文章证明了燕麦有降胆固醇的作用。美国加利福尼亚州的科学家曾经做了一项有趣的研究。将高胆固醇的病人分成两组，一组每天吃84克的燕麦麦麸，另一组则不吃。六个星期以后，服用燕麦麦麸者比不服用者的低密度脂蛋白降了17%。

燕麦降胆固醇的作用在于它所特有的可溶性纤维素。吃过燕麦粥的人都知道它特有的黏性。煮过燕麦粥的锅，都要使劲洗。这就是这种可溶性的纤维素。而且这种可溶性的纤维素不易被肠道吸收和消化，所以可以长期粘在肠壁上，形成一个保护膜，从而减少胆固醇的吸收。

燕麦粥其实非常好吃，西方人早就有早上吃燕麦粥的习惯，超市里有各种各样的燕麦制品。燕麦片是将燕麦切成小段先蒸再压成片，所以是速食型的，煮开几分钟就可以吃了。越大片的燕麦片含的纤维素越多。但是含纤维素最多、最好吃的还是一种仅仅切成小段的燕麦粒，加工非常少，所以需要比较长的时间来煮。

4. 吃苹果

法国的科研者给肥胖而又高胆固醇，高“低密度脂蛋白”的小鼠连吃三周苹果。三周后发现吃苹果的小鼠比不吃的小鼠低密度脂蛋白降了 70%。再将这些小鼠解剖后，发现吃苹果的小鼠肠道内胆汁的含量比不吃者要多得多。

原来苹果中的一种化学物质可以促进肝脏中的胆汁排入小肠。另外苹果里的可溶纤维素非常之黏，它可以覆盖在小肠的表面避免胆汁被吸收。胆汁只有随着大便排出体外。胆固醇是制造胆汁酸的原料。如果胆固醇都被用来制造新胆汁酸，当然血液中的胆固醇水平也就下降了。

英语有一句俗话：“一天一苹果，医生远离我”。苹果确实有一定的治疗作用。苹果除了降胆固醇以外，还可以减低肺癌和前列腺癌的发病率。苹果还对泌尿系感染和哮喘病的治疗有一定的辅助作用。吃了苹果还可以清理牙齿。

胆固醇要氧化后才能沉积在血管壁上，造成血管管腔狭窄。苹果中的某些成分有很强的抗氧化剂的作用。

苹果中的可溶性纤维素进入大肠后，在益生菌的作用下可以形成一种化学物质。这种化学物质可以润滑血管壁，减少血小板的凝集，有点像阿司匹林的作用。但是没有阿司匹林的副作用。

5. 吃蔬菜、水果

我们每个人每天大约需要 30 克的纤维素，相当于 6 到 9 个拳头大小的水果和蔬菜。我们的先辈每天吃进约 50 克纤维素，而我们每天只吃进不到 15 克纤维素。

水果和蔬菜含有大量的纤维素，而动物制品都不含有任何纤维素。总之所有的没有加工过的植物里都含有纤维素。但是加工过了的食品里则含有很少或者基本上不含有纤维素。现在大家天天吃的雪白的白面和大米里面不含有纤维素，只剩下了

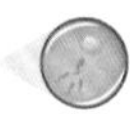

淀粉。

所以尽量多吃原生态食品，尽量少吃加工过后的食品。

6. 运动

由于生活水平的提高，网络系统的出现，以及交通工具的改善，我们运动的机会越来越少。

关于运动对健康的好处，我想每个人都知道，用不着再啰嗦。纽约大学的一位医生指出，运动对健康的益处，没有任何一种药物可以相比。

每次建议要运动时，都会有人说“我忙得不得了，哪有时间去运动？”上班和退休的人似乎都很忙。我有时反问一句：“你有哪天忙到不上网，不看电视了吗？”对方往往无言以对。

所以关键不是这个“忙”字，而是将运动放在第几位的问题。如果将运动放在生活最重要的位置，你就有时间运动了。

这些健康饮食和生活习惯，不仅可以提高生育能力，而且可以降低心血管疾病和癌症的发病率。

▶▶ 面食与不孕症

美国科学家最近指出，对面食过敏是“原因不明性不孕症”的最常见的原因。

小麦面粉中含有一种麦麸蛋白（gluten，有 10% 的人会对这种麦麸蛋白过敏，有一半的人口则对麦麸蛋白不耐受。

对麦麸蛋白过敏的病称为“乳糜泻”（celiac disease）。其症状为腹泻，便秘或者腹泻，便秘交替，腹痛，腹胀等等。对麦麸蛋白不耐受的症状则可能多种多样，比如肥胖，低密度脂蛋白升高，某些皮肤病等等。很多医生由于不理解或者不认识这种疾病，往往多年误诊，给予错误的治疗。

近来，国际上连着发表了三篇科研报告，一共调查了 449 名患有原因不明不孕症的女性，发现她们患有乳糜泻的几率是正常人的 3.5 倍。乳糜泻可以用简单的血化验的方法诊断。让这些女性彻底不吃面食，她们就可能有机会怀孕，是简单而又没有副作用的治疗。

很多人不理解的说：祖祖辈辈都是吃馒头，面条都没事，为什么现在又突然出现了什么“过敏”和“不耐受”了呢？原因很简单，从1970年以后生产的小麦，都是基因改造过的小麦。这种小麦中的麦麸蛋白，在人类的进化过程中从来没有吃过，所以“过敏”，“不耐受”，及其引起的各种疾病和症状也就出现了。

“麦麸蛋白”和“乳糜泻”，近来不但是科研上的热门，也是西方聊天中的热门话题。据调查约50%的美国人都在某些时间，某些程度上避免吃含“麦麸蛋白”的食物。在美国和加拿大的任何一个超市，都有“不含麦麸蛋白”食品的专门货架。很多人都说在改吃不含麦麸蛋白的饮食以后，以前某种疾病，或者某种症状大大改善。

麦麸蛋白实际上是“面筋”，上海人爱吃的“烤麸”就是面筋做的。含麦麸蛋白的食品有小麦制品，大麦（barley）和黑麦（rye）。至于燕麦（oats）是否含有麦麸蛋白，目前仍有争议。各种米、豆类、玉米、杂粮都不含有麦麸蛋白，除了玉米，也都没有被基因改造过。据知“世界的面包篮”——加拿大中部的两个省，也有农场主开始种植老式的没有基因改造过的小麦。

四十年后的今天，我们才开始认识到基因改造过的小麦对健康的影响。当年“改造”小麦这位科学家获得了诺贝尔奖，因为这种基因改造过的小麦产量高，解决了世界人口的饥饿问题，四十年后我们又开始面对世界人口的“肥胖”问题。西方最近出版的畅销书《小麦与大肚皮》（*The Wheat Belly*）就生动地描述了基因改造过的小麦对健康的影响，作者是美国一位心内科专家。

止痛药与不孕症

谁平时不会有点头疼脑热呢？谁又没有过月经痛、腰疼、牙

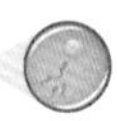

疼、关节痛呢？止疼药不要处方，可以随时到药房买。但是谁也想不到，某些找不到原因的不孕症，竟然可能是由止疼药引起的。而且已经被临床证实了。这里讲的是非甾体类抗炎止疼药，比如说萘普生、双氯芬酸、布洛芬等。

最近在欧洲的一项研究征集了39名生育年龄的女性，由于轻度腰痛而在服用这类药物止痛。这组女性在月经周期的第10天做一次超声，证明该周期确实有卵泡生长，然后连续服用10天的该种药物。在服用双氯芬酸的那组人中只有6%排卵，而在服用萘普生那组只有25%排卵。

另一组作为对照组，服的是看起来是一模一样的空白药片，但是不含任何药物成分。在服药10天后再做一次超声，结果发现服用空白药片的女性在该周期内全部排卵了，排卵率100%。

为什么要用超声而不用排卵试纸或测定黄体酮的方法来检测排卵呢？原来服用这种药时，排卵试纸也会是阳性，血液中的黄体酮也会是阳性，但是关键是卵泡不会破裂，卵子还留在卵泡里面，所以不可能到输卵管里去和精子结合。就像是某家娶媳妇，花轿也派了，吹鼓手也去了，表面看来是要结婚了，但是花轿里没有新人，新媳妇还在娘家呢，所以男女双方根本无法结合。

没想到仅仅吃了10天的药，竟然可以产生这么大的副作用。原来这些药有对抗前列腺素的作用，而卵泡的破裂和胚胎的植入都需要前列腺素的存在。

疱疹病毒感染与不孕症

胚胎移植到子宫后不能“着床”生长，一直是让试管婴儿医生头痛的事。作为一个接受试管婴儿的女性，也是一件伤心的事，已经走到最后一步了，却没有成功。

更有夫妻什么检查都正常，但就是怀不上。

如果一颗好苗种到花盆里不能成活，你肯定要怪土壤。当然很多医生也想到子宫内环境不友好，对胚胎排斥。但是都没有抓到铁的证据。

最新一项研究指出，43% 原因不明的不孕症是由于感染了一种人疱疹病毒，简称为 HHV-6A。这种病毒感染了子宫内膜，也就是胚胎将要着床的地方，造成不利于胚胎生长的环境。就像是把种子种进了不适合生长的土壤，使其无法生根发芽。这个研究成果是意大利的 Ferrara 大学发现的，通过对子宫内膜活检的方法测知。

这种病毒感染子宫内膜后，激活了局部的免疫系统的"杀伤细胞"，该细胞分泌一种化学物质，为的是杀伤病毒。就像是在战争中使用化学武器一样，这种环境怎么能适于胚胎定居和生长？

疱疹病毒有多种，某些种感染非常普遍，比如单纯疱疹，带状疱疹等等。但是这种 HHV-6A 目前还没有方法从血液或口水中检测这种病毒，所以也无法得知在人群中的流行情况。目前使用的抗疱疹病毒的药物是否也可以治疗该病毒的感染或预防其复发，也不得而知，有待于进一步临床研究。

在生育问题上掌握自己的命运

记得一个古老但真实的故事，在人类开始制造玻璃时，某工厂无法解决玻璃中含气泡的问题，而另一个工厂生产的玻璃则清亮得没有一个气泡。无奈之下，只有花重金去买该厂的技术，得到的全部秘诀只有一个字——"搅"。

不孕症也可能只是一些简单因素造成的，就像上面讲的那个真实故事一样。非药物降胆固醇，不吃面食和止痛药，对健康有益，为什么不先试试呢？

试用上述方法，起码要两三个月才能看到效果。所以要有耐心，良好的生活习惯也需要时间去建立。

第三篇　辅助生育都有什么办法？

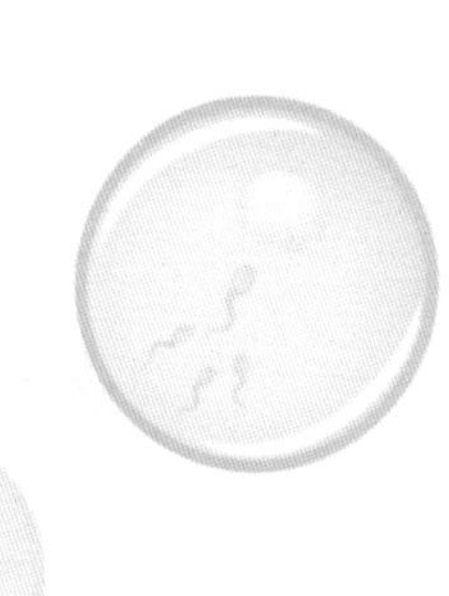

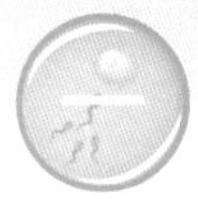

哪些药物可以治疗不孕症？

月经正常的女性，一年可以有12~13次月经，也就是说有12~13次排卵。只有排卵才能受孕，说明她一年有12~13次受孕的机会。多囊卵巢的妇女或者是不排卵，或者是偶尔排一次卵，当然受孕的机会也大大减低。

多囊卵巢是妇女不孕症常见的原因，所以治疗多囊卵巢引起的不孕症的关键是“促排卵”。下面我就从简单到复杂一一介绍。

氯米芬

氯米芬是一种非常安全的药物，我自己从70年代末期就开始给病人使用了。用氯米芬后怀孕生出来的孩子，现在又生出孩子了，所以这是一种久经考验，值得信赖的药物。

我用药的选择是：如果老药可以达到同样治疗效果时，我就不会去用新药。为什么？因为有些药物的严重副作用可能是万分之一，十万分之一，或者百万分之一，所以只有药物在市场上用了一段时间以后才可能被发现。我在40多年的行医过程中，看到了不少的新药红了一段时间，又从市场上被撤销了。

氯米芬是这样发挥作用的：卵巢的主要功能是分泌雌激素和排卵，卵巢的功能是在垂体的控制下，两者互相交换信息。氯米芬有“抗雌激素”的效应，所以它给垂体送去的信号是“卵巢分泌的雌激素不够了，需要再给一点刺激”。这样就达到了刺激垂体和卵巢功能的作用。

打个比喻：如果将学生比作卵巢，父母比作垂体。一个在上学的学生，给父母送去一张穿着破衣服的照片，父母一看，孩子肯定没钱了,赶快寄点钱吧。

所以不仅仅是不排卵的病人可以用氯米芬来促进排卵,就是有排卵,但是卵巢功能差一些,即所谓因为“黄体功能不足”而不孕或早期流产的人,也可以用氯米芬刺激一下卵巢功能。

氯米芬是 50 毫克一片,以前喜欢用大剂量治疗,最高剂量可以高达 6 片(300 毫克)一天。但是现在提倡用的最大剂量只有 150 毫克(3 片)一天。以前是从月经开始的第 5 天到第 9 天,共用 5 天。现在认为早刺激更好。所以都是从月经开始第 3 天服用,共服 5 天,也就是第 3、4、5、6、7 五天。比如一个妇女一月一日来月经了,月经的第三天是一月三日,所以她应该在一月三、四、五、六、七日这五天服药。尽量每天在同一时间服,什么时候服都可以。不管月经是否干净。

有些妇女服药时间不对,以为是在月经干净后的第 3 天。每个月经周期都可能有变异,有的周期月经干净的早,有的周期则相反。记住,从第一天开始出血就是月经的第一天,就是一个新周期的开始,和哪天干净无关。所以医生感兴趣的只是你哪一天开始来月经。

有些月经不调的病人,会在黄体期,也就是下一次月经来之前,有点点滴滴的出血,所以不好计算是黄体期出的,还是来月经。这时就必须测量基础体温,或查黄体酮水平。因为在月经来的前一天,基础体温都会突然下降,当天晚上或者第二天就会来月经,当然这种情况只适于有排卵的月经周期。无排卵的月经周期不可能产生黄体酮。

氯米芬的一个主要副作用是,其抗雌激素的效应。所以它可以改变宫颈黏液,使精子不易通过宫颈而与卵子在输卵管相会,失去治疗不孕症的最终目的。

在前面的几篇里,我们已经知道,精子要会见卵子必须通过两大关口,第一个是阴道,第二便是子宫颈。子宫颈的黏液在这里起到关键的作用。在排卵前由于雌激素的高峰,使子宫颈黏

液大量增加，而且清亮透明，可以拉丝，像鸡蛋清一样，使精子极易通过。而在排卵期以后，由于黄体酮的作用，宫颈黏液变稠，使得精子无法再通过。

氯米芬有抗雌激素的作用，所以可以影响宫颈黏液的质量。以前曾经有医生企图用加服雌激素的方法，但效果不明显。现在最简单的方法是，用选择出来的高质量的精子打进宫腔，称为“宫腔内精子注射”，或称“人工授精”(IUI)，这样使高质量的精子不必再通过阴道和子宫颈这两个难关。就像是对高才生“保送”一样，不必再通过重重考试。

氯米芬的另一个副作用是“双胎”。大概是百分之六。不过我用了这么多年的氯米芬还很少有双胎生出来。很多在早期妊娠期是双胎，后来其中的一个把另一个给“扼杀在摇篮”里了。所以到妊娠中晚期都成为单胎。

外行的人可能会说“双胎还不好?”特别是吹捧什么“龙凤胎”，其实搞产科的人都知道，双胎属于高危妊娠。双胎最常见的合并症是早产。因为子宫承受不了过度的膨胀，所以提前把孩子“挤”出来了。早产儿各方面都没有发育完善，且不说住院的高昂费用，肺不张、肠坏死的发生率也比正常新生儿高，长大后还有可能留下后遗症，给年轻的父母带来极大的精神和经济压力。

双胎母亲合并症的发生率也高，比如妊娠合并糖尿病，妊娠合并高血压，剖宫产，产后大出血等等。两个胎儿同时生活在那么一个狭小的空间，也会出现脐带缠绕。共用一个胎盘时，可能造成一个胎儿过度营养，一个胎儿严重营养不良，二者都可能会有生命危险。所以有些病人怀了双胎以后，高兴得不得了，我却倒吸一口冷气。

某些敏感的人服用氯米芬后，可能会出现恶心，视物模糊等合并症，自从避免使用大剂量后，还真没有病人告诉我有什么明显的副作用。

氯米芬是处方药,应在医生指导下服用。我一般从小剂量开始,根据基础体温,排卵试纸,或者月经前七天黄体酮的水平来调节药量。

氯米芬可使用 6 个月。如果无效,应改用别的方法。

二甲双胍

有人会奇怪地问:“二甲双胍”不是用来治疗糖尿病的吗?为什么也可以治疗多囊卵巢?这是因为多囊卵巢的发病机制之一是“胰岛素抵抗”。如果你查多囊卵巢病人的空腹胰岛素的水平,可以发现大多数这类病人已经高于正常人,虽然她们空腹血糖的水平还可能暂时还在正常范围内。

多囊卵巢病人怀孕后,其发生妊娠期糖尿病的机会大大高于正常人。同时多囊卵巢病人以后发生 2 型糖尿病的几率也非常高。这一切都说明多囊卵巢是 2 型糖尿病的潜伏期,是代谢功能的紊乱(代谢性综合征)造成了多囊卵巢病人的种种症状。

什么是“胰岛素抵抗”?原来低血糖状态和高血糖状态都可以造成“昏迷”,对健康极其不利。所以在高血糖状态时,身体必需调动胰岛素去降低血糖。因此在你喝进一瓶含糖饮料,吃进甜食,和大量的精米精面制作的食品时,你的血糖很快升高。身体马上命令胰腺分泌大量的胰岛素,将血糖送到全身的细胞去,或者被使用,或者作为脂肪储存起来。身体慢慢地适应了高胰岛素状态,对胰岛素毫无反应,这就是胰岛素抵抗了。

身体一开始还可以用提高胰岛素水平的方法来迫使细胞接受血糖,后来胰腺已经是“竭尽全力”,但是细胞还是毫无反应,这时 2 型糖尿病就产生了。也就是说,在 2 型糖尿病的潜伏期和早期,高血糖和高胰岛素同时存在。在 2 型糖尿病的晚期,胰腺中分泌胰岛素的细胞已是“累死了”,不能再产生胰岛素来了,就只能用外源性的胰岛素了。

多囊卵巢发病的基本原理之一是胰岛素抵抗,二甲双胍可

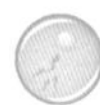

以增加细胞对胰岛素的敏感性。改进胰岛素抵抗的状态，因而可以治疗多囊卵巢。特别是对于肥胖而又同时是患有多囊卵巢的病人。

二甲双胍的适应证

1. 如果单纯使用氯米芬不能引起排卵，病人肥胖，可以加服二甲双胍，可以同时服用两种药。

2. 对于多囊卵巢，肥胖，月经稀少而又不愿用激素的病人，可以使用二甲双胍。很多病人仅使用这一种药，就可以有比较规律的月经，甚至自然怀孕。

二甲双胍还有减肥的作用，很多病人在服用二甲双胍后，体重开始下降。

3. 推迟2型糖尿病的发生。有些人血糖已经高于正常值，但是还没有达到诊断为糖尿病的水平，称为糖尿病的潜伏期。这时可以服用二甲双胍，推迟2型糖尿病的发生，2型糖尿病的潜伏期可长达十年。

最近的一个临床随访发现，用二甲双胍治疗2型糖尿病十年以上的人，其癌症的发病率比不服用者要低30%。

如何开始服用二甲双胍？

二甲双胍的一个副作用是胃肠道反应。所以可以慢慢加量，一片是500毫克，可以先服250毫克，一天一次，没有副作用时，增加至一天两次，然后再增加到500毫克一天两次。因为不是用它来治疗2型糖尿病，所以一般来说，一天两次，一次500毫克就可以达到治疗目的。

来曲唑（Letrozole）

多囊卵巢病人体内过高的雄激素和雌激素，是不能排卵的一个重要原因，所以去除卵巢上那些不成熟，但又长不大的卵泡，就可以避免雄激素和雌激素的过多分泌。

所以在多年前的治疗方法，是给卵巢做一个楔状切除，再将卵巢重新缝合，中等大小的卵泡可以减少一部分，使雄激素和雌激素水平暂时进入正常水平，打断这个恶性循环。有些病人在术后就可能怀孕。

在微创的手术方法开始以后，90 年代后期治疗方法又有了改进，在腹腔镜下，在卵巢上用烧灼，或激光的方法“打洞”。这样可以“烧死”一部分不正常发育的卵泡，暂时减少体内的雄激素和雌激素，因此也有病人在术后很快怀孕。

但是手术的方法，首先减少了卵巢上的卵子储存，其次可以引起盆腔的粘连和瘢痕形成，还可能造成输卵管堵塞，反而影响怀孕，自从出现抗雌激素的药物后，上述方法就很少使用了。

来曲唑是抗雌激素的药物，本来是用于预防乳腺癌的复发，因为它可以降低体内雌激素的水平，而雌激素是乳腺癌复发的一个重要原因。目前西方国家乳腺癌病人在治疗后都长期用这种药来预防复发。

我曾经有一个严重的多囊卵巢病人，体内雌激素水平特别高，不用孕激素就不来月经，输卵管是通的，先生的精液是正常。我用氯米芬怎么也无法让她排卵，谁知用了来曲唑以后，第一个月就怀上了，简直是神了，连我自己也吃惊了。

剂量：2.5~5.0 毫克一天，从月经的第 3 到 7 天服药，和氯米芬的用法一样。

上述这些药品都是处方药，都有副作用，应该在医生的指导下服用。

这篇文章的目的是帮助你对这些药物有最基本的认识，更好地配合医生治疗。医生不可能在短短的门诊时间，将自己十几年甚至几十年学到的知识和经验一下子都让你理解。

千万不要只看一篇文章，就以为自己什么都懂了，去指导自己和别人治病，甚至指导医生。人和人个体之间的差异

极大。西方学者总是说:“医学是一门艺术”,不是一个模式可以用于每个人。电脑和书本知识不能代替大脑的思维和临床积累的经验。医生学的见的都比你多,所以一定要配合医生的治疗方案。

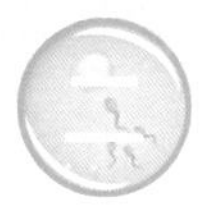

什么是人工授精?

人工授精,英语简称 IUI。

这是一个简单又便宜,而且对身体没有什么损伤和副作用的方法。我建议所有的不孕症夫妇都可以先试一下。前提是女方的输卵管是通畅的,男性精液化验也正常。

其治疗过程如下:女方在月经的第 3 天开始服用氯米芬,服完药以后,开始用阴式超声监测卵泡的生长。当最大的卵泡长到 20 毫米左右时(由医生根据病人情况决定),打一支“人绒毛膜促性腺激素”。让卵巢定时排卵,在第二天向宫腔内注入准备好的活精子(去除了精液和死精子)。这个精子可以是你的丈夫的,当然也可以是其他捐精者的。这根据你的要求,和你的婚姻家庭情况。

当然也可以根据个人情况与医生一起制定治疗方案。比如说你月经很好,采用人工授精法仅仅是因为需要捐精者,你可以不用服氯米芬。

如果你可以准确地用基础体温或者排卵试纸预测排卵,你也可以不用超声监测卵泡,也可以不用上述针剂锁定排卵时间,只是在你测定的排卵期向宫腔注射精子,这样更天然。

精液是一个混合物,里面除了有精子外,还有前列腺液等。精子中大多数也是不正常的,有双头的、有双尾的、有小头的、有死了的,也有质量不好,只会在原地打转。需要的是快速向前冲的。前列腺液如果打进宫腔,会引起严重的痉挛性疼痛。

精子是怎样准备的呢? 将冷冻融化后的或者新鲜的精液放入试管,试管内已有一种特殊的试剂,然后离心。离心后,不好的精子及精液都留在了上层,中层是试剂,下层就是选出的高

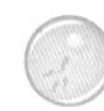

质量的精子。然后再将这些精子用培养液洗净后,直接打进宫腔去。

男人一次射精可以射出几百万、几千万甚至上亿的精子。不过上亿精子这种情况今天很少见了。精子的计数是以百万(十的六次方)为单位的。如果你看到的数字是20,说明有两千万精子。在我行医的40多年里,我亲眼看到男子的精子数量和质量在逐年下降。我也常常问自己,照这样下去,人类是否有一天也得像恐龙一样灭种?是不是以后都得靠试管婴儿的方法,将精子直接打进卵子里去?因为现在精子的功能越来越差,有些根本无法穿透卵子而受精。

当我在80年代和90年代初搞不孕症时,当时选择优良精子做IUI的方法真是费时费力,但仍然可以使用。只是在冬天时,试验室的温度一定要保持温暖,还要有一个无菌的操作箱,37摄氏度的保温箱等。

其方法是在无菌的操作箱中,将液化了的精液分装在数个无菌的小试管里,在精液的上面轻轻加入温暖无菌的培养液,放进保温箱一定的时间。高质量的精子就会游到上面的培养液里,然后将这些培养液收集起来,离心,浓缩,再打进子宫腔里面去。

我希望读者理解生育过程是一个自然选择的过程。我们今天看到的物种,包括我们自己,都是数亿年的自然选择的产物。强者生存,弱者淘汰。

每年生育季节雄性动物的生死搏斗,就是这个过程的一部分。三文鱼这个物种至今仍可以存在,是因为它们在生育期必须沿着河流逆水而上,游数百公里,越过重重障碍。只有那些最后达到目的地的三文鱼才有可能生育。

受精过程也是自然选择过程。精子除了要游对它身长来说漫长的距离外,而且还有三大关口要过。第一关是阴道,绝大部分不适应这个环境会死亡,甚至全军覆没。极少数强者将面对第二关——宫颈管。宫颈管有炎症时,会充满“重型炮弹”——白细胞;或者宫颈黏液不理想,都会阻挡精子上行。第三关是游到输卵管中部,见到卵子,还必须有足够的剩余能量穿透卵子的两层保护结构。

人工授精就是帮助高质量的精子在排卵期渡过前两关。至于卵子是否能进入输卵管,精子是否能遇到卵子,二者见面后能否结合,人工授精就无能为力了。但是我们起码帮了头两步的忙。

如果不孕症仅仅是由于阴道或宫颈因素,或者是没有在排卵期有性生活,人工授精就可以解决这些问题。

人工授精的适应证包括原因不明不孕,两地分居而女方需要及时怀孕,因种种原因需要供精者提供精子。方便之处在于可以冷冻男方的精子,在排卵期做人工授精。

如果不孕症是由于其他因素,比如输卵管堵塞、精子质量太差,那就只有用试管婴儿方法来治疗了。至于第二代试管婴儿,则是将精子一路“保送”到底,直接打到卵子里去。

试管婴儿是怎么回事?

什么是试管婴儿的三部曲?

第一代试管婴儿

试管婴儿在给人类使用以前,已在动物身上使用了多年,目前仍在使用。如果一个牧场主要靠养奶牛、出产奶制品为生,当然希望他的母牛都能在同样的饲料下生产大量的牛奶,才能多赚钱。买一头种牛价格昂贵,当然是买种牛的胚胎便宜。有需要就会有科研和商业服务,这种商业服务就是从种母牛体内取得卵子,在体外受精,发育为胚胎后再冷冻、出售。在这过程中要用药物刺激种母牛的卵巢,让它一次产出多个卵子,然后一次取出,一起受精,才能赚钱。这种技术在动物身上用了多年后,才用到人类。

第一例试用试管婴儿的澳大利亚妇女是因为输卵管堵塞。我们已经知道,输卵管是精子和卵子相遇的"洞房",或者是牛郎织女相会的"鹊桥"。如果二者不能在体内相遇,只能把二者从体内请出,在体外相结合,再送回子宫里生长了。

手术技巧的关键是如何取得卵子。我 1985 年到美国学习试管婴儿时,当时美国也只有几家大医院能做。当时腹腔镜的技术已经完善,取卵子是在全麻下用腹腔镜来完成。

随着超声技术的完善和阴式超声的流行,医生开始在阴式超声的指导下从阴道取卵子。这种方法只需给些静脉镇静剂和镇痛药,阴道局部麻醉就可以了。因为不需要全麻,不需要麻醉师,不必进大手术室,安全多了。

第二代试管婴儿

在试管婴儿技术的发展过程中遇到的另一个问题是,精子和卵子放在一起后无法受精。受精需要精子钻到卵子里面去,但是很多精子似乎没有这个“能力”。

为什么?一个是精子的能量,另一个是精子需要分泌一种化学物质,在卵子细胞表面“溶化”一个缺口,才能进去。而很多精子缺乏这种能力。于是发展了第二代试管婴儿技术(ICSI)。就是在体外,显微操作下,将卵子固定后,用极细的玻璃管吸进一个精子,然后将精子“打进”卵子里,人工帮忙。我 1993 年在多伦多重温试管婴儿技术时,那里已经在使用这项技术。

第三代试管婴儿

试管婴儿的关键是改进一个周期的成功率。病人花了钱、受了罪,当然希望能抱一个宝宝回家。但是并不是每一个做了试管婴儿的妇女,都可以抱一个宝宝回家的。病人接受了大约十天的针剂药物治疗,吸取出了一批卵泡,根据卵泡的质量,只有一部分可以受精。受精后,又只有其中的一部分可以成为长到第五天的胚胎。这些胚胎中,又只有一部分移植到子宫以后可以存活,存活后又可能会在不同的时期流产,成活的胎儿又可能有畸形……这就是整个的自然选择过程的一部分。举个也许不合适的比喻,就像是上学一样,并不是所有进小学一年级的学生都会成为博士后。

所以最后得到一个健康胎儿的机会,大大小于受精卵的数目。在整个过程中,病人都有可能经历喜悦或悲伤的剧烈情绪波动,所有不少试管婴儿团队中都有心理科医生给予咨询和开导。

为了增加移植后的成功率,现在已经将受精卵培养到第 5 天才移植回子宫,不再是第 3 天。希望能进一步筛选健康的胚胎。

第三代试管婴儿就是为了这个而设立的,就是在胚胎移植

回子宫以前，作染色体数目的检测。人体有23对、46个染色体，多一个、少一个都会造成流产或是胎儿先天畸形。

不是所有的胚胎的染色体的数目都是正常的，特别是年龄大些做试管婴儿的人。据统计，42岁以上做试管婴儿的妇女，胚胎移植前做染色体检测时，75%~100%的染色体数目都不正常。而26~30岁的妇女则只有20%~27%的胚胎染色体数目不正常。多么惊人的差距！

因为高质量的卵子都在生育早期（35岁以前）使用了。并不否认35以后仍有高质量的卵子存在，但机会相对减少。这里要根据你的卵巢储备情况，因人而异。详见第二篇“年龄与生育能力”。

第三代试管婴儿除了价格不菲外，还有其他的几个方面的问题，希望妇女在做出决定之前能够认识到。

在测定胚胎的染色体数目时，必须从胚胎上取出一个活细胞来检测，不是所有的胚胎都可以承受活检穿刺这个“手术”。

其次，取细胞时是从将发育为胎盘的那部分取细胞，当然不能从将发育为胎儿的那部分取。而在少数情况下，胎盘的染色体异常并不能反映胎儿的染色体异常，称为“嵌合体”。所以认为正常而植入的胚胎可能不正常，而认为不正常而扔了的胚胎则可能正常。另外，还有技术上的误差。

至于误差的可能性有多大，各篇文章报道会有差异，最大的可能有20%的误差，也就是五分之一。

如果你获得了多个胚胎，当然可以承受基因选择。如果你已经40多岁了，只得到有限的几个胚胎，是否还有“本钱”经受基因选择这份“折腾”？

在加拿大做移植前基因筛选的价钱是另加五千美元。因为所有美国和加拿大的试管婴儿中心，都是送到美国的几个中心去做。那里有高级技术人员和设备，而且因为数量多，当然技术也好。

另外，所有妊娠妇女，都应该除外胎儿染色体数目不正常。加、美一般在妊娠 12 周和 16 周作超声和查血，如果不正常再作羊水穿刺。

胎儿的血细胞在妊娠期间是可以进入母体的。所以现在还有一种新技术是查母亲血中的胎儿细胞的染色体，准确率高，可以与羊水穿刺有一比。羊水穿刺有流产、感染等可能的并发症，而查母血则没有。

试管婴儿也在一步步的改进，第三代试管婴儿是人类科技上的一大进步。

就像买东西时多去几个商店挑选一样。如果一个妇女事先知道自己所有的选择，她也许会选择怀孕后再做检查，以除外先天性染色体数目异常，比如唐氏综合征等。

试管婴儿的适应证

1. 输卵管阻塞，精子和卵子无法在体内相遇，只有通过试管婴儿的方法在体外相遇。

2. 男方精子的计数低，或穿透力差，无法自然受精，只有在体外将精子打入卵子。

3. 男方做过输精管结扎，阳痿，或者有先天畸形，可以用人工方法从睾丸内直接取得精子，或用其他方法收集精子，再与卵子在体外结合。

4. 需要用供卵者而怀孕者，不过是供卵者接受试管婴儿治疗。

5. 原因不明的不孕者。

6. 其他。

试管婴儿的过程

正常情况下，卵巢每个月只能有一个卵子发育到成熟，也只有一个受孕的机会。

试管婴儿就是用打针的方法强刺激卵巢，使卵巢同时有多个卵子发育。到这些卵子快接近成熟时，再打另一针，使得它们同时成熟。然后在第二天，在超声的指导下，从阴道将这些卵子一个个的吸出来，放入培养液中。

取卵子时会静脉给镇静、镇痛药、局部给麻醉。取卵结束时也会静脉给抗生素，以防感染。

然后再将准备好的精子放入有卵子的培养皿中，让它们受精。受精卵在培养箱中长到一定阶段时，再移植到子宫内去继续生长发育。这就是“第一代试管婴儿”。

如果受精过程不能自然发生，则用人工方法，将精子打入卵子中。人工协助受精。这在国内称为“第二代试管婴儿”。

如果卵子或者精子的染色体数目不正常，受精卵的染色体数目也会异常。造成流产或先天畸形。正常人体细胞里应该有23对，46条染色体，多一条少一条都不行。所以可以在胚胎发育到一定阶段时，从中取出一个细胞，分析其染色体的数目。只将染色体正常的胚胎移植到子宫，这就是“第三代试管婴儿”。

美国和加拿大则不分“代”，所有的生育中心都可以做以上“三代”技术。其实移植前的基因诊断，都是送到几个检测中心去做，以保证质量。美国和加拿大以及两国之间，都有互联的交通运输系统。可以将精子、卵子、胚胎在低温下运送，保证质量。

作一个周期的试管婴儿可以产生多个早期胚胎，除了可以在试管婴儿周期移植外，剩下的可以长期冷冻保存，以后再使用。现在都主张一次只移植一个胚胎，因为多胎妊娠是高危妊娠，增加母亲和婴儿的并发症。冷冻的胚胎可以保存很久。

当然你也可从选择不吃药不打针的方法，每个月在排卵前抽出那一个卵子做试管婴儿，但成功率会很低。

你也可以选择用“微刺激法”，用小剂量的药物，连续几个周期，以获得足够的胚胎。这个一般用于年龄大一些的妇女。

做试管婴儿有危险吗?

试管婴儿最常见的合并症是卵巢过度刺激综合征。卵巢一下子有太多的卵泡同时发育,产生了大量的雌激素。大量雌激素产生水钠潴留,血管通透性增加,液体进入腹腔和胸腔,造成胸水或腹水,甚至血压下降。

每个人对药物的敏感度不同,所以在刺激卵泡生长时,需要定期做超声监测卵泡数量及发育,还要定期抽血检查雌激素水平。根据这两个数值来调节用药量。避免卵巢过度刺激。如果出现过度刺激时,轻者停止用药,重者则需住院治疗。

这种卵巢过度刺激综合征现在已经很少见,特别是在有经验的医生的手里。

还有一种情况是,卵巢对于所用的药物不敏感,不能产生多个卵子,也可能造成该周期失败。

刺激卵巢的药物有多种,用哪种药、选择多大剂量均与医生的经验有关。

在用长针抽取卵子时,也有可能扎在卵巢的小血管上,产生出血,但是这种情况一般都不会严重,当然术后需要休息,避免性生活。

有些妇女问我,做试管婴儿痛吗?危险吗?受罪吗?我只有老老实实地告诉她们,怀孕和生孩子的危险和疼痛程度大大高于做试管婴儿。

试管婴儿成功率后面的秘密

看待生育中心的质量时,第一个要问的当然是成功率。其实计算成功率时,后面有很多“秘密”。

第一是“成功”的定义,是血液妊娠试验阳性就算成功?还是超声看到胎心跳动(妊娠6周左右)就算成功?还是生下成活婴儿才算成功?当然越到后来成功率越低。

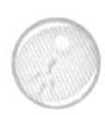

第二个是患者的年龄，年轻妇女的成功率当然比中年妇女要高。如果某生育中心的患者平均年龄低，成功率就会高。据说欧洲某些国家不给40岁以上的妇女做试管婴儿，成功率当然高了。

第三是成功率的分母是什么？是指所有做了试管婴儿周期的妇女？还是达到成功取卵的妇女？并非所有进入试管婴儿周期的妇女都能被取卵，有些会因为卵巢过度刺激或刺激不足，只有半途而废，不能达到取卵这一步。

有些生育中心为了提高成功率，轻易地放弃刺激不足的周期。所以到底有多少半途而废的周期似乎也很重要。

根据2017年的《人类生育》杂志报道。2008~2010年，全世界大概做了440万以上的试管婴儿周期。一共出生了110万多个试管婴儿。总的来说，一个能达到从卵巢上吸取卵子的试管婴儿周期，其平均受孕率是25%，平均生出婴儿的几率不到20%（你也许会说1.1除以4.4应该是25%而不是20%，因为双胎是2个试管婴儿，但是计算为一次出生）。

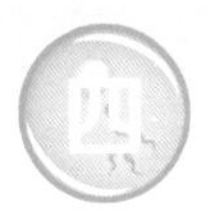

试管婴儿失败后怎么办?

什么是强化(augment)试管婴儿技术?

这是个新的试管婴儿技术,现在美国还没有开始。它是在试管婴儿过程中,在将精子打入卵子时,同时打入患者本人的经过处理的“线粒体”。用这种方法治疗的第一个婴儿已经于2015年4月在加拿大出生,十分健康。以后又陆续有不少这种治疗方法的婴儿出生。给常规试管婴儿失败的妇女带来新的希望。

那么什么是线粒体?线粒体在哪?

如果把鸡蛋比作一个细胞,鸡蛋黄就相当于细胞核,里面的染色体携带着所有的遗传信息。鸡蛋白就相当于细胞质,线粒体在细胞质里,负责制造细胞所需要的能量和各种成分。所以细胞才能活着,并且可以生长分裂,从一个变为两个。

细胞核就像工厂的工程师,指导工人如何工作。而线粒体就是工厂的各个车间,具体生产各种产品,使工厂得以生存、扩张。

很多妇女试管婴儿失败,或者怀孕后流产,是由于卵子细胞中的线粒体功能差而造成的。就像是一个工厂,如果各个车间工人的生产效率太低,这个工厂就不能成活,更不能发展,从一个厂变为两个厂、四个厂……

想一想,一个卵细胞要和精子结合成为受精卵,受精卵又要迅速地从一个细胞分裂为两个细胞,再长成四个细胞,四个细胞长为八个……这个过程需要线粒体制造大量的生命物质,比如DAN,RNA,蛋白质,细胞膜等等。如果线粒体生产功能不良,妊娠将会失败,造成不孕或流产。精子在受精之前,要将自己尾巴和线粒体留在卵子外面,只有携带的染色体进入卵子,所以受

精卵只含有母亲的线粒体。

胚胎要在受精五天之后,才可以产生和使用自己的线粒体,在这之前全部使用母亲的线粒体。所以母亲卵子线粒体的功能在试管婴儿的成功率上起到决定性的作用。

什么因素可以降低卵子线粒体的功能?一个是母亲的年龄,另一个是进入人体的环境中的毒素。

卵巢在出生后不可能产生新的卵子,只能使用现有的卵子。就像一个工厂从建厂后人员已满,不能再招新工人一样。其后果是,工人越来越老,生产力越来越低。所以一个母亲的年龄越大,她的卵子的线粒体功能也越差。妊娠成功的可能性也越低。

从食物或环境中进入人体的毒素,是影响线粒体功能的另一个重要原因。我们每个人的身体里都可以查出300多种环境污染的毒素,在卵泡液中也可以查出这些多种毒素。甚至在胎儿的脐带血中都可以查出200多种毒素,这些毒素存在于卵子细胞内,严重影响了线粒体的功能。

要让这些妇女怀孕,就得向她们的卵子里打进新的线粒体。这就是目前最新的试管婴儿方法。整个的过程分两步:

第一步:用腹腔镜的方法,从卵巢上取下一小片组织。这片组织会含有不少原始卵子。用特殊的方法收集这些原始卵子中的线粒体。

第二步:常规试管婴儿治疗过程中,在向卵子中注入精子时,同时注入收集到的线粒体。这时就像是工厂车间里突然来了一批年轻力壮的新工人,生产能力会突然大大提高。因而使妊娠得以成功。

加拿大一位34岁的妇女,她的丈夫36岁了。他们非常想有一个健康的宝宝,但是试管婴儿过程中,发现她的卵子质量不好,只得到两个胚胎,移植后也没有成功。

她情愿作为第一个受试者。在使用了强化法以后,终于生下了一个可爱的宝宝。电视上还播放了一家三口的幸福画面。

目前已有多对夫妇使用了强化试管婴儿。但据我写书时所知,全世界只有四个中心采用这种技术,最近国内也有成功病例的报导。

如何使用卵子银行?

卵子银行可以给卵巢早衰的妇女、试管婴儿失败的妇女和绝经后妇女一个生育的希望。

我曾有一个30岁出头的病人,已经被诊断为卵巢早衰。两年来没有自然月经,全靠服用女性激素。她刚结婚不久,夫妇双方都希望能有孩子,这时就需要一个供卵者。

其过程是将供卵者的卵子与其丈夫的精子在体外受精,发育为第五天的胚胎后,再放回她的子宫。当然,她的激素用法和用量也要根据试管婴儿的周期来调整。

还有一对夫妇,他们平时看来很健康的女儿突然死在自己的房间里。夫妻二人在悲痛之余,决定再生一个孩子。女方已经46岁了,虽然身体健康,但是这个年龄试管婴儿成功率很低,他们夫妇经济状态可以,所以也决定寻找供卵者。

私人找供卵者麻烦很多,最简单的方法是使用卵子银行。

美国的卵子银行本身并不做不孕治疗,而是单纯地供应卵子和胚胎。加拿大和美国的生育中心的病人从卵子银行购买卵子或胚胎,然后在各生育中心完成治疗。

这些卵子银行有合法的营业执照和业务水平,受政府机构的监督,必须符合美国的各种技术和法律要求。供卵者的平均年龄是25岁。病人在与卵子银行联系时,提出自己的要求,比

如种族、高矮、教育水平等等。该银行会寄给病人数个合适人选的资料,供选择。

合适人选的资料包括供卵者的照片、年龄、种族,现工作,教育水平,是否有过生育。同时包括其父母双方的种族,教育水平,年龄等。然后是一长串她所经过的各种检查,保证没有遗传病、传染病等。

在你定下某个供卵者以后,供卵者就开始试管婴儿周期的前半部分,也就是用药刺激卵巢,使其产生多个成熟卵泡。卵泡从供卵者体内吸出后,根据患者的要求,或者将卵子冷冻后送到病人所在的生育中心,或者将新鲜卵子就地与患者配偶的精子结合,培育为胚胎后,再将冷冻的胚胎送到生育中心。生育中心则根据女方的月经周期,在适当的时间将胚胎放进女方的子宫里。你也可以要求进行基因检测,以保证胚胎没有染色体异常(所谓的第三代试管婴儿技术)。

卵子银行保证送来至少四个胚胎。胚胎可以长期冷冻储存,供以后使用。当然冷冻胚胎的技术已经有多年的经验,很成熟,成功率也高。而冷冻卵子的技术则比较新,成功率低一些,大约一半的冷冻卵子可以成功受精。所以最好的选择是将男方的精液冷冻后,事先送到卵子银行,就地与新鲜卵子结合,在发育为第五天的胚胎以后冷冻,再将冷冻胚胎送到患者就医的生育中心。

美国和加拿大之间有特殊的冷冻保存运输机构,冷冻的质量是保证的。

如果你想使用卵子银行提供胚胎,总共需要以下步骤:

1. 选定供卵者。

2. 男方到美国或加拿大的一个生育中心做基本的血液和精液检查。

3. 将冷冻精液送到卵子银行。

4. 被选定的供卵者将在她的下一个月经周期,开始试管婴儿的前半部分,也就是用药物刺激卵巢,使其产生多个卵泡。然后将成熟卵子吸出后,在体外与你先生的精子结合。

5. 胚胎培育到第五天,然后冷冻储存,送到该试管婴儿中心储存。

6. 该试管婴儿中心,根据你的月经周期将胚胎放到你的子宫内生长发育。

整个准备过程需要2个月左右。男方可以先去生育中心做各项化验,并提供精液,当冷冻胚胎送到生育中心后,再安排女方来做胚胎移植。冷冻的胚胎可以长期保存。

如果需要代孕,加拿大规定不能用买卖方式,但是给代孕方适当的补偿费是可以接受的。加拿大全民公费医疗,所以生育费用是由政府出。

美国代孕买卖是合法的,卵子银行也同时办理代孕手续。代孕双方需要经过律师办理各种法律手续。

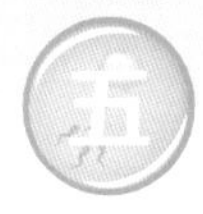

饮食因素与不孕治疗的成功率

哪些因素会提高试管婴儿的成功率?

1. 低碳水化合物饮食促进妊娠

在2016年美国妇产科全国会议上,Jeffrey Russell医生指出:高碳水化合物的饮食对卵泡的发育和胚胎在子宫内着床都会产生不利的环境。

作者一开始无法解释,为什么某些36、37岁健康妇女,既无肥胖,也没有糖尿病,但是试管婴儿却不成功。于是他让120名妇女记录了她们三天的饮食"日记",发现她们的饮食中60%~70%是碳水化合物。比如说早上吃燕麦粥,中午面包圈,晚上意大利面(当时美国营养学曾主张"以麦子为主的饮食")。

这些妇女,体重很相近。作者将她们分为两组,一组每天饮食中的蛋白质大于25%(48人),另一组每天饮食中的蛋白质少于25%(72人),然后比较了她们试管婴儿的胚胎发育率,临床妊娠率及生出活婴儿的比例。结果发现吃高蛋白饮食的妇女,其胚胎发育率和临床妊娠率分别是低蛋白饮食组的2倍(胚胎发育率:68%比33.8%;临床妊娠率:66.6%比31.9%)。而活产率则为58.3%比11.3%,差别更是惊人。

作者指出,高碳水化合物饮食所产生的高糖环境,使卵子和胚胎生活于一个不利的环境中。无法供给它们快速生长所需要的全部营养。

作者现在建议他所有作试管婴儿的妇女都改为高蛋白质、低碳水化合物饮食。

在2012年的"生育与不育"(*Fertility and Sterility*)杂志中,

也有类似报道。该研究将试管婴儿失败的病人转为低碳水化合物、高蛋白饮食,然后又重新做了一个周期的试管婴儿。结果发现胚胎发育率从 19% 升至 45%,临床的妊娠率从 17% 骤然升为 83%!

美国生育医学协会的主席 Richard Reindollar 医生指出,这些研究证实:我们对微营养对生育的影响知道的还非常少。是否是所有的碳水化合物,还是仅仅由于小麦中的麦麸蛋白(gluten)引起的炎性反应影响了生育功能,目前还不得而知。

小麦是美国人的主食。1970 年以后生产的面粉,都是由转基因的小麦制造的。转基因的小麦出现一种新的麦麸蛋白(Gluten),而有一半的美国人对此不耐受。这些病人减少碳水化合物的入量的同时也会减少这种新的麦麸蛋白的摄入。可能正是这个原因提高了她们的生育能力。

虽然这些人都没有糖尿病,但是吃了高碳水化合物饮食以后,血糖都会有一个高峰。血糖的高峰,会造成胰岛素高峰,因而产生炎性反应。也许这也是影响她们的生育功能的原因之一。

那么什么是高质量的蛋白质呢?就是说在吃进一克蛋白质的时候,同时吃进去的脂肪和胆固醇低。也就是说,吃进一克的蛋白质同时吃进去的能量低,可以避免肥胖的发生。

高质量蛋白质首选的是鱼肉(污染少的海鱼更好),每吃 1 克蛋白质只有 4 卡的热量,第二是鸡胸肉,第三是奶酪,第四是牛肉,第五是猪肉,第六是豆腐。鸡蛋是高质量的蛋白质,但因为鸡蛋黄含有胆固醇,所以能量较高,不宜多吃,一天吃 1~2 个即可。

2. 黄豆制品提高试管婴儿的成功率

在 2016 年“临床内分泌与代谢杂志”中,美国哈佛大学副教授 Chavarro 医生指出,吃黄豆制品可以促进试管婴儿的成功率,对抗环境中污染物。污染物在这里指的是塑料制品中的双酚 A,以下简称 BPA。我们每天的生活都离不开塑料制品,各

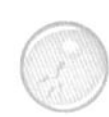

种塑料容器装的饮料均含有 BPA,各种金属罐装的饮料,食品,在罐的内层也会喷一层 BPA,以防金属被腐蚀。据美国调查,90% 以上的人尿中都排出 BPA,说明食物中有 BPA,已经有无数的流行病学资料也已证明,黄豆制品可以改善这些有害的化学物质对健康的不良影响。

BPA 是一种内分泌干扰剂,已经有无数的流行病学资料证明,BPA 对人体的健康,特别是生殖系统的健康,有着重大的不良影响。动物实验也证明:黄豆制品可以改善这些有害的化学物质对健康的不良影响。

Chavarro 医生研究了 5347 名,2007~2012 年在该医院做试管婴儿的妇女,检查这些妇女尿中 BPA 的水平,并请其回答饮食习惯方面的问题。

研究发现,不吃黄豆制品的妇女,尿中 BPA 会将活产婴儿率降低 50%。但是吃黄豆制品的妇女,不管其尿中 BPA 的水平如何,在经历试管婴儿后,其活产的比例都是不吃黄豆制品妇女的 2 倍! 这个数字非常惊人。

对于不吃黄豆制品的妇女,其临床妊娠率,胚胎移植和活产婴儿率随着尿中 BPA 的升高而降低,也就是说尿中 BPA 的水平越高,生育能力越低。

对于尿中 BPA 水平最高的那组妇女,如果不吃黄豆制品,其婴儿活产率只有 17%,而吃黄豆制品的妇女,其婴儿活产率为 49%。

黄豆制品提高婴儿活产率的机制在哪里? 起码有两个对老鼠的研究指出,黄豆可以校正 BPA 对染色体 DNA 甲基化的损伤。另一个美国医生指出,对老鼠的研究发现,黄豆制品则可以降低 BPA 对卵细胞染色体的影响。

另外,女性生殖细胞的表面都有雌激素受体。BPA 可以和细胞表面的雌激素受体结合,而黄豆中的大豆异黄酮也可以和细胞表面的雌激素受体结合。是否因为两者之间的竞争减低了

BPA与雌激素受体的结合，有待于证明。

还有，Patisaul医生的对小鼠的研究指出，黄豆制品同样可以对抗BPA对大脑及行为方面的损害。所以黄豆制品的对抗BPA的作用并不限于生育细胞，而是对身体的多个器官都有保护作用。仅仅是少量到中量的黄豆制品便可发挥保护作用。

这篇研究还发现，由于美国媒体和医务界的广泛宣传，美国妇女吃黄豆制品的现象非常普遍。做试管婴儿的妇女中，大约一半都在不同的程度吃黄豆制品，这也让我非常吃惊。我也不由得想到，有多少中国妇女现在还在吃黄豆制品?

至今为止，我还没有看到一篇文章说牛奶有保护生育功能，对抗环境污染的作用，而关于黄豆制品对健康益处的文章却看了不少。将每天早上喝的牛奶改为豆浆又有何难?如果你生活在西方则更方便，因为超市中有各种各样的豆浆。豆浆中全部加了钙和各种维生素，和牛奶中的钙含量一样，但是比牛奶健康多了。西方还有各种风味的豆浆和豆腐，比如巧克力豆浆，香草豆浆，杏仁豆腐，豆干等等。豆制品中含有纤维素而奶制品中则没有。纤维素还可以帮助你降胆固醇，通便，保护心血管系统，为什么不喝呢?

其实中国是黄豆制品的发源地，只是不少人见了肉，就忘记了祖宗传下来的饮食习惯，却让黄豆制品在国外大放光芒。学着做一两个豆腐菜，每天喝一些豆浆又有多大的麻烦?为了你和你的下一代的健康，还是吃一点黄豆制品吧!

哪些因素会降低试管婴儿的成功率?

试管婴儿价格不菲，做试管婴儿的妇女不仅仅身体上要忍受种种不适，在精神上也是非常紧张。试管婴儿能否成功，怀孕后是否会流产，生下来的婴儿是否健康，这些念头都会时时在妇

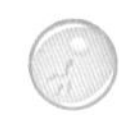

女脑海里出现。

试管婴儿失败，怀孕后流产，都会给妇女精神上带来创伤。当然试管婴儿的成功率与技术有关。年龄和卵巢储备也是一个重要因素，妇女的年龄是试管婴儿成败的最重要的因素，但是年龄是无法改变的。在近两年的临床研究中，我们逐渐认识到某些平时看来不重要的因素，却可能对试管婴儿的成败起着重要的作用。而且这些因素是可以改变的，关键是要认识到这点。

在这里我就将自己读过的国外文献翻译为中文，并以简单易懂的语言写出来。不孕妇女阅读后，可以用改变自己饮食和生活习惯的方法来提高受孕率，当然也提高试管婴儿的成功率。

1. 细菌性阴道病降低试管婴儿成功率

2016 年牛津大学出版的《人类生育学》杂志的一篇文章指出，阴道菌群不正常，也就是患有细菌性阴道病的女性，其试管婴儿的成功率降低。生育年龄女性中大概每五人中就有一人患有细菌性阴道病。

每个女性的阴道都有几十种细菌，但是乳酸杆菌应该占优势，以保证阴道分泌物呈酸性，抑制其他细菌的过度生长。细菌性阴道病实际上是一种阴道菌群失调，乳酸杆菌不再占优势，而杂菌则占了优势，就像俗话说的："山中无老虎，猴子称霸王"。

细菌性阴道病的典型症状是：分泌物稀、增多、有鱼腥味。特别在性生活后或月经后症状加重。其原因是精液和月经血都是中性，升高了阴道的酸碱度，因而促进这些杂菌释放氨气。一个病人告诉我，连她几岁的小女儿都闻出来了，而且在公共场合说了出来，使她十分狼狈，所以赶快来治疗。

细菌性阴道病是一个完全可以治疗的疾病，关键是你要向医生说明症状，医生也应该在做常规妇科检查时做这一项，特别是在做试管婴儿之前。

在丹麦的一项研究中，调查了 84 名做了试管婴儿的妇女，发现在一个治疗周期中，患有细菌性阴道病的妇女只有 9% 怀上了孕,而不患细菌性阴道病的妇女则有35%怀了孕,差别很大。

也有其他研究指出,患有细菌性阴病道的妇女,其早产的发生率也会增加。

所以,在做试管婴儿之前,应该首先治愈细菌性阴道病。

2. 塑料制品增加辅助生育流产率

在2015年美国生育医学协会的年会上,一篇获奖的研究是关于塑料制品中的添加剂与不孕不育的关系。这种添加剂不仅存在于塑料制品中,塑料和金属罐装的容器中,而且存在于化妆品和儿童玩具中。95%的美国人的尿中都可以查出这种化合物。

作者检查了辅助生育中心的256名妇女的303例妊娠。其中27%为妊娠20周以前的流产。如果这些妇女妊娠前尿中塑料添加剂水平高,其流产的几率是其他人的2~3倍。尿中该化合物的浓度越高,妊娠失败的可能性也越高。

文章指出,该化合物在吃进去以后,6~12个小时即可从尿中排出。所以作者认为应该告诉做辅助生育治疗的妇女,在治疗期间尽量避免使用塑料制品和化妆品。金属罐装饮料及食品的内壁,也有一层塑料制品以防腐蚀,所以也应避免使用。

化合物造成的环境污染是既成的事实,那么怎样才能减少吃进污染的化学物质呢?

什么动物体内含的污染物更高?如果我告诉你是生活在北极的北极熊,你一定会觉得惊讶,北极冰天雪地,没有污染,为什么北极熊体内的化学毒素反而高?这是因为北极熊是在食物链的顶端。

什么是食物链?食物链就是一个简单的谁吃谁的问题。就是俗话说的大鱼吃小鱼,小鱼吃虾米。这里虾米是食物链的底层,而大鱼则是顶端。如果北极熊每天吃一只海狮,而每只海狮每天吃十条大鱼,每条大鱼每天吃十条小鱼,每条小鱼每天吃十

只虾米。那么北极熊每天就吃进去了一千只虾米体内的毒素的总和。大部分化学毒物都是脂溶性的，也就是说可以溶解和储存于体内的脂肪。北极熊为了适应北极的寒冷，所以身体含有大量的脂肪。当然体内储存的毒素也多。另外，北极熊和鲨鱼、吞拿鱼这些动物寿命长，当然积存的毒素也多。沙丁鱼、三文鱼寿命短，而且在食物链的底层，所以体内含的毒素会相对低些。和动物相比，植物也在食物链的最底层，所以怕农药不吃植物而吃动物肉的人，是因为缺乏食物链这个概念。

在选择食物时，要尽量选择食物链底层的食物，才能减少化学毒素的摄入。

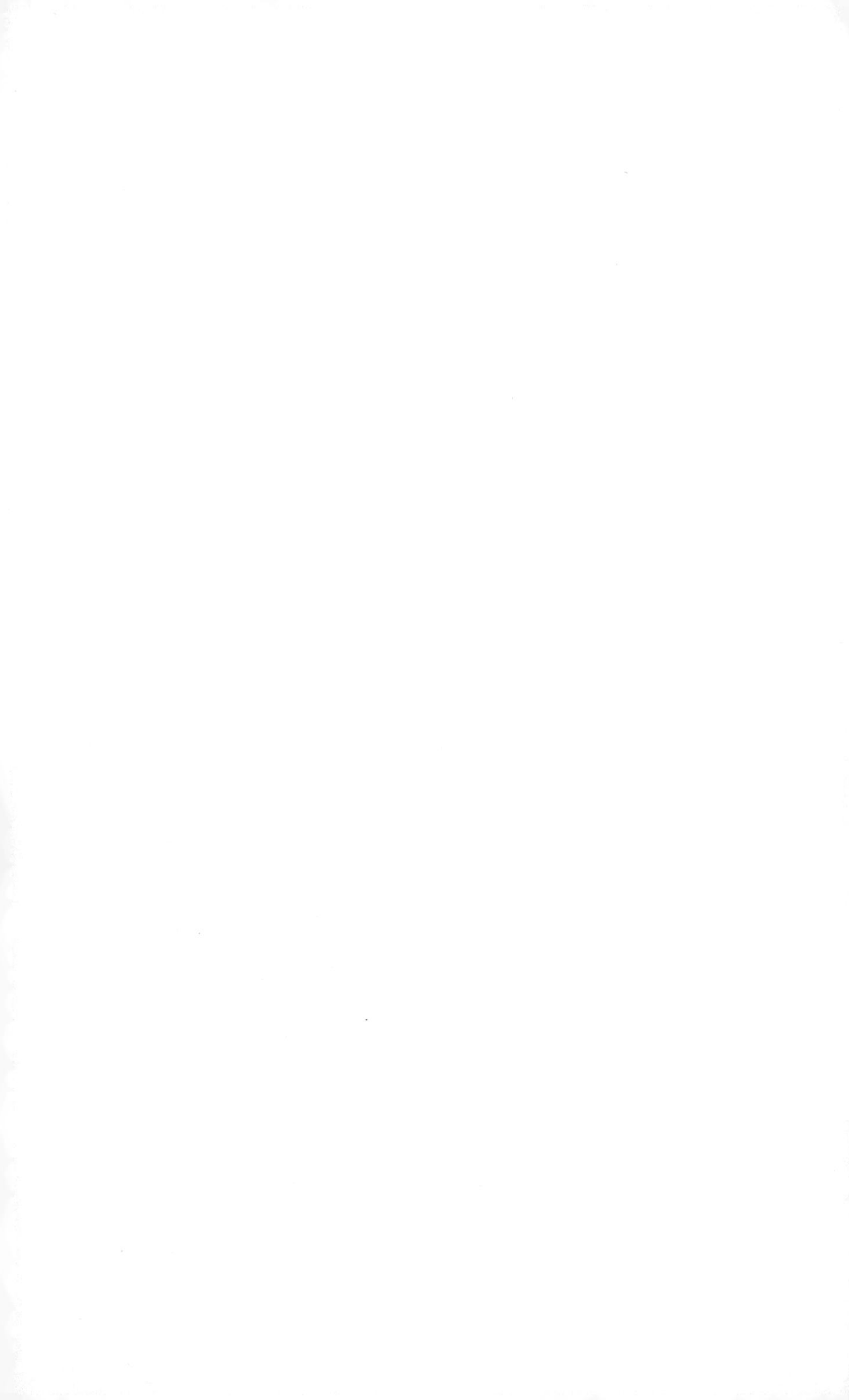

第四篇　孕期营养影响后代一生

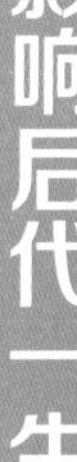

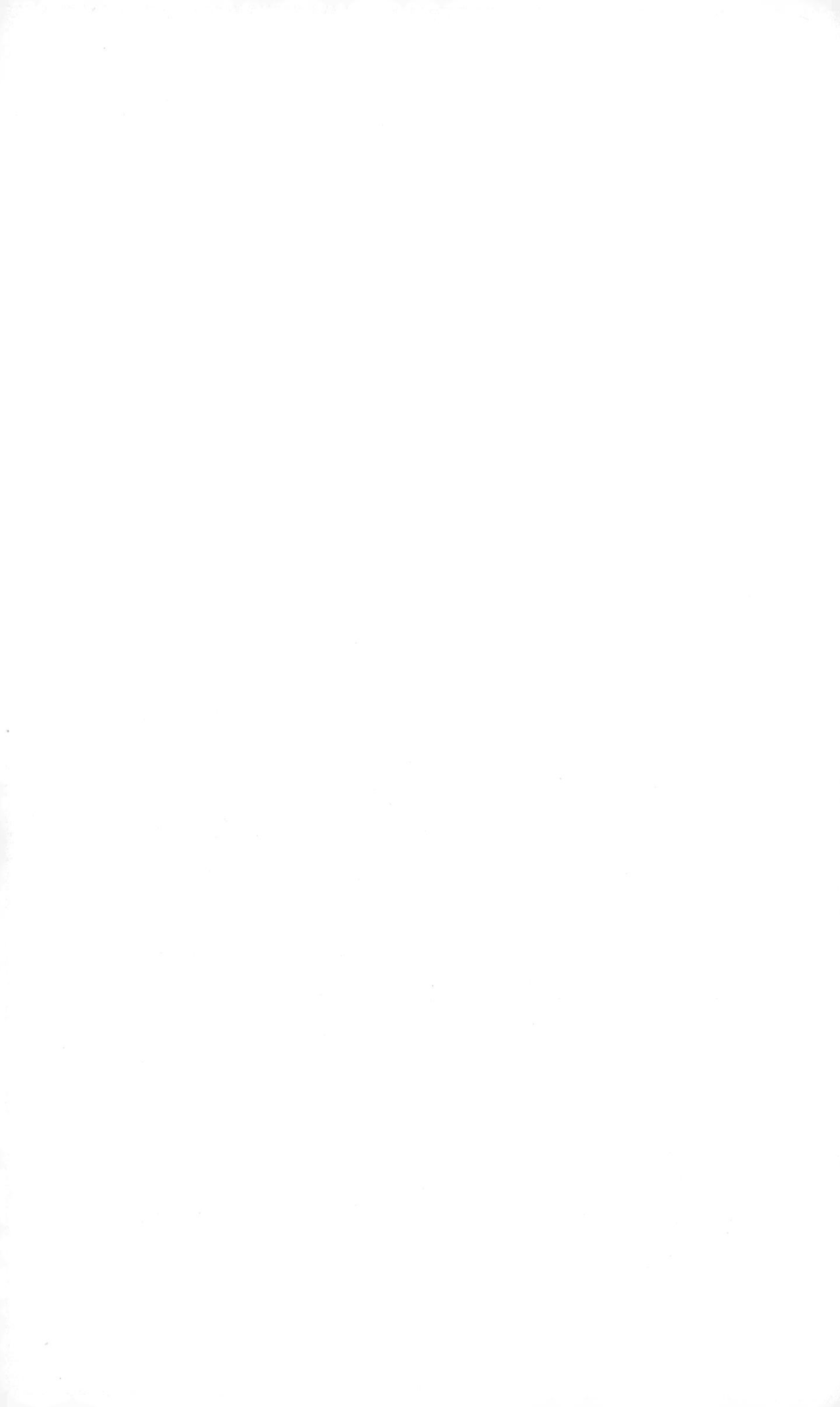

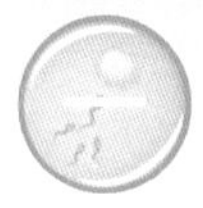

维生素缺乏与子代畸形和疾病

1. 叶酸缺乏与先天畸形

母亲妊娠期间叶酸缺乏可以增加胎儿脊柱裂和无脑儿的发生率，这点在过去的几十年中已经被反复证实，并成为定论。

加拿大的最新研究发现，母亲在妊娠期间缺乏叶酸，还增加胎儿先天性心脏病的发病率。该研究结果刊登在2016年8月刊的《循环》(*Circulation*)杂志上。叶酸是一种B族维生素，称为B_9。

妊娠期间，从一个肉眼看不见的受精卵，到发育为一个几公斤的胎儿，全靠细胞的飞速分裂，生长。叶酸协助和维持细胞的生成，而且有助于细胞核中染色体的修复。因为细胞在快速分裂生长期间难免有误差，叶酸可以协助修复这些误差。因而减少先天畸形的发生。

加拿大的科研工作者分析了1990到2011年出生的六百万新生儿记录。选择1990年是因为政府在该年规定所有的面粉内必须加入叶酸(加拿大不出产米，居民基本吃面食)。

与1990年前出生的新生儿相比，各种先天性心脏病的发病率降低了11%。其中心脏大血管不正常降低了27%，包括主动脉狭窄降低了23%，房间隔和室间隔缺损分别降低了18%和15%。这是一个相当惊人的数字，每天1毫克的叶酸，竟然可以起到这么大的作用。

加拿大妇产科协会认为，叶酸可以降低多种先天畸形的发生率，不仅仅是无脑儿、脊柱裂、先天性心脏病的发病率，还可以降低肢体缺陷、泌尿系统发育异常、先天性胃幽门部狭窄、唇裂和腭裂的发病率。

加拿大的人口三千五百万，目前有二十五万人有先天性心脏病。需要各种长期的治疗或手术。不仅给本人带来痛苦，甚至会导致患者早期死亡，给社会和家庭带来沉重的负担。

据估计，大概每一百个新生儿就会有一个患有先天性心脏病。所以预防先天性心脏病是非常重要的。如果一片简单的药物就可以减少其发病率，为什么不服用呢？关键是要将这些知识普及到广大群众中。

随着生活水平的提高，国内的面粉也极为精制，而中国政府还没有面粉和面制品中必须加叶酸的法律规定。所以中国妇女应切记，孕前三个月就应该开始服用叶酸，而不是已经怀孕了才想起来。

生育年龄的妇女，应该保证每天至少有0.4毫克的叶酸入量。

含叶酸最高的食物是深绿色叶子的蔬菜，比如菠菜等，第二是芦笋，第三是西兰花。第四是木瓜、柑橘、草莓，第五是各种豆类。

叶酸容易溶解于水。有些人因为怕农药残留，买来青菜后都要长时间的泡在水里，以求去其农药残留，但是会造成叶酸的流失。

叶酸的另一个特点是受热后破坏。西方国家有吃生菜沙拉的习惯。中国人则没有。青菜总是加热炒后或煮熟吃，也破坏了其中的叶酸成分。我有一个亲戚因为怕农药残留，青菜要先煮熟再炒，还要将煮菜水倒掉，让农药和叶酸一起进了下水道。这位亲戚后来不幸死于肺癌。叶酸缺乏增加肺癌的发病率，这早已有报道。

看来世界上的事情都是由多种因素决定的，缺乏全面知识，过分强调任何一点，都会误入歧途。

必须指出的情况是，口服的叶酸片（folic acid）是人工合成的，其化学结构与天然的叶酸（folate）结构不同。

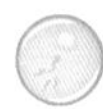

天然叶酸在食物中，可以放心吃，不必担心“剂量”。但是口服人工合成的叶酸片时，每天剂量不要超过1毫克。并非是“多多益善”。最近美国妇产科杂志多次指出这点。食物中天然叶酸对健康最有利，服用过多的合成的叶酸片，反而对胎儿不利。

有些妇女服用大剂量叶酸片，或者同时服用数种营养品，如孕妇多种维生素等，每种都含有叶酸，就可能造成超量。其实服一种就够了。

2. 维生素D缺乏与自身免疫性疾病

什么是自身免疫性疾病？免疫系统的功能应该是攻击入侵的敌人或者体内不正常的细胞。但是不知道为何，却对体内的正常细胞产生了抗体，然后向体内完全正常的细胞发起攻击，造成损伤，或使其完全丧失功能。这类疾病统称为自身免疫性疾病。

这类疾病包括：甲状腺功能亢进或低下、儿童期糖尿病、溃疡性结肠炎、系统性红斑狼疮、类风湿性关节炎等。用“自相残杀”来形容自身免疫性疾病比较合适。甲状腺功能低下是甲状腺被自身免疫系统破坏，儿童期糖尿病是产生胰岛素的细胞被自身免疫系统杀死了。我们至今还没有对自身免疫性疾病完全“破案”，但是线索已经越来越多。

多发性硬化也是一种自身免疫性疾病。在美国北部和加拿大的中部非常常见。该病不仅限于白种人，我也听说过这里的华人得了这种病。

多发性硬化是免疫系统攻击自己的神经系统。发病者多为20岁左右的年轻妇女。症状有失明、肌无力、瘫痪等等。病情反复发作，时轻时重，甚至造成死亡。

美国最近研究发现，在冬天出生的孩子，成年后发生多发性硬化病的几率高。原因是冬天晒不到太阳，母亲血液中维生素D的水平低。

芬兰的科学家进一步研究证明，母亲怀孕期间血液中维生素D的水平与其子女多发性硬化病关系密切。他们募集了193名多发性硬化病患者，并找出他们的母亲在早孕期间的血液标本，检查了其中维生素D的水平，并与子女没有多发性硬化病的母血进行比较。发现多发性硬化病母亲血液中维生素D的水平普遍低。

他们的计算结果是：如果母亲在怀孕初期血液维生素D的水平低，她们的子女发生多发性硬化病的几率是一般人的2倍！

维生素D是皮肤在阳光的直接照射下产生的。冬天出生的子女，其母亲皮肤暴露于阳光的机会大大减少，造成了母亲血液中维生素D的水平降低。

维生素D调节免疫系统的功能。维生素D的缺乏造成免疫功能的紊乱，免疫功能因而“敌我不分”，开始向自身的健康组织进攻。

多发性硬化是一种慢性病，潜伏期也长。但是母亲在孕期的维生素D缺乏，竟然可以与20年后子女的疾病有关！这简直超出了一般人的想象。

胎儿的营养是百分之百由母亲供给的。如果母亲缺乏某些营养，胎儿也不可能得到充足的供应。看来胎儿期间的营养和发育状况，就像是一个高大建筑物的地基。地基因为缺少一块砖而歪了，建筑物也只能向歪的方向发展。等到发展到一段时间后，问题就会显现出来了。

这些临床观察进一步提醒我们，孕期营养对下一代的长远健康多么重要。

妊娠期间到底需要多少维生素D?《临床内分泌与代谢杂志》2016年发表了英国医生Cooper的研究。他认为在妊娠期间由于血容量的增加和脂肪的增加，血液循环中维生素D的水

平会下降。血液中维生素 D 的水平低于 50nmol/L 即可诊断为维生素 D 不足。分娩期在冬季的人更容易缺乏维生素 D，因为缺乏日照。白人妇女喜欢在夏季穿着泳衣晒太阳，这点与中国妇女截然不同，所以中国孕妇需要多补充维生素 D。

Cooper 医生将 822 名妊娠 14 周的妇女分为两组，一组每天服用 1000 单位的维生素 D_3 片，另一组服的是空白药片。在妊娠 34 周时分别测量她们血中维生素 D 的水平。服药组的血液水平均正常（平均值 67.7），而服空白药片组全部低于正常值（43.1）。

所以结论是妊娠妇女每天需要口服 1000 单位的维生素 D_3。在孕妇服用的多种维生素片中，一般含有 500 单位的维生素 D_3，所以再服用一粒 500 单位的维生素 D_3 胶丸就够了。维生素 D 是脂溶性维生素，在食物中有脂肪存在时吸收的好。所以要在一天最好的那一顿饭时服。

关于维生素 D 与健康的关系，是近 20 年来科研的热点。经常会有最新的发现。也许会在不同的文章中看到不同的正常值，但是孕妇每天服用 1000 单位的维生素 D 绝对不会过量。当然最理想的方法是晒太阳，因为皮肤可以自动调节维生素 D 制造。

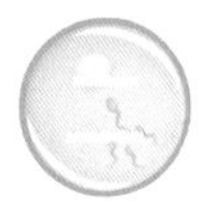

怎样避免子代智力障碍？

每一个母亲和家庭都希望生一个健康而且聪明的宝宝。很多家长早早就在准备“学区房”，并且愿意做出各种牺牲，让孩子受到最好的教育。但是在过去的数年中，本来很少听到的儿童的自闭症，多动症，智力低下，精神病，突然成为常常出现在耳边的名词。甚至某医生的孩子也诊断为自闭症。该医生只有减少工作量，带着孩子去参加各种治疗。

每个父母、祖父母都对下一代抱着“望子成龙”希望。一个孩子在学习和社交上出现问题，将对家庭造成巨大的精神上和经济上的负担。

为什么这些会发生？是什么因素造成的？不仅是每个家长，也是医务和科学工作者探索的一个问题。

不容否认，胎儿期是大脑从无到有迅速发育的阶段，胎儿出生时，头是身体最大的部分。该阶段胎儿靠的完全是母亲的营养。因此科学家们纷纷回到妊娠期母亲的血液标本，企图从中找出原因。

美国妇产科和加拿大医生的内联网，不断地向我寄来医学的新观点，我这里将与此有关的文献归纳如下。

请读者注意，这些观点决非结论，自闭症目前还没被“破案”，这里讲的只是“破案”过程中的一些线索，供大家参考。如果有日常生活中可以避免的因素，还是尽量避免为宜。

1. 母亲肥胖和糖尿病与儿童自闭症

2016 年一月的美国《儿科》杂志上发表了一篇科研文章，发现妊娠前已患有肥胖和糖尿病的母亲，其子女自闭症的发病率是正常人的 4 倍！

作者研究了 2734 名儿童，包括 102 例患有自闭症的儿童，然后分析了他们的母亲在怀孕前的健康状况，得出了以上结论。

作者认为，儿童自闭症是与母亲免疫功能和代谢功能紊乱有关。1 型糖尿病已被公认是一种自身免疫性疾病。肥胖和 2 型糖尿病则是一种代谢性疾病。

2. 母亲孕期缺碘与儿童智商低下

不可否认，智商在一个人的成功上起着极大的作用。遗传是影响智商的一个因素，但是必需营养的缺乏、生活中和环境里的污染物，也同样会对孩子的智商起着重要的作用。就像是一粒优良的种子，需要水和肥料以及没有严重的环境污染，才能长成茁壮的幼苗，结出硕果。

最近美国和西方国家已经在这方面有不少新的发现，这里我就一一的介绍如下。

早孕期间缺碘，也可以引起儿童智商低下。

著名的《柳叶刀》杂志 2013 年电子版登载了一篇文章。作者测试了 1040 例八岁儿童的智商，同时找到了他们的母亲在怀他们时的妊娠头 3 个月的尿液标本。根据尿液中碘的排出量，以确定他们的母亲在妊娠早期是否缺碘。

其结果惊奇地发现，即使母亲在早孕期仅仅有中度的缺碘，也会引起儿童的智商下降。

世界卫生组织指出，母亲在妊娠和哺乳期每天需要 150 微克的碘。缺碘可以影响胎儿和新生儿的大脑发育，因而造成低智商。

美国妇产科协会也指出，美国妊娠妇女缺碘的现象仍需高度重视。其原因是，一部分人故意买不加碘的盐，因为口味好。另外加碘的盐打开时间长了以后，其中的碘会挥发。造成缺碘。

美国妇产科协会鼓励妊娠妇女吃海鱼。因为海鱼相对来说比湖鱼污染小。海鱼中除了含碘以外，还含有 ω3 不饱和脂肪酸，二者都有利于胎儿大脑的发育，可以生一个聪明的宝宝。

作者不建议吃海带类来补碘，因为含碘量太高。

据调查，大约只有一半供孕妇服用的多种维生素片中含有150微克的碘，所以在购买孕妇服用的多种维生素片时，要仔细看一下其中的成分。

新生儿的大脑也在出生后不断发育，所以母乳喂养的妈妈也应继续服用多种维生素，以保证母乳中含有足够的碘。

如果你长期缺碘，不可能一下子补足，所以应在准备怀孕的3个月前就开始服用多种维生素。

3. 孕期血液中 ω3 和 ω6 的比例与儿童自闭症

2016年《美国流行病学》杂志发表了荷兰的一个调查报告。该报告测试了4624名儿童在6岁时有无自闭症，这些儿童均出生于2001~2005年。并找出他们的母亲在妊娠中期冷冻保存的血液标本，测量血浆中 ω3 和 ω6 的比例。研究结果惊奇地发现，血浆中 ω3 越低，ω6 越高，自闭症的发病率也越高。与母亲在怀孕期间是否吃鱼无关，关键在于 ω3 与 ω6 二者的比例。

鱼，特别是寒冷深水中海鱼，其 ω3 的含量确实高。但是如果你同时吃进大量的 ω6，仍然造成二者比例严重失调，照样影响胎儿的大脑发育，增加儿童自闭症的发病率。

妊娠期应食用传统方法喂养的动物肉类，因为其中 ω3 和 ω6 的比例是最理想的。传统喂养的鸡是放养的，猪是吃猪草、牛是吃青草长大的。

油炸食品中含有大量的从种子提取的植物油，所以含有大量的 ω6，破坏与 ω3 的平衡，影响胎儿正常发育，应避免。

妊娠期间要吃核桃、亚麻子、海鱼、鸡蛋等含有 ω3 的健康食品，详细内容见本篇第四节。

胎儿时期是大脑从无到有的发展时期。胆碱也是大脑和神

经系统发育时必不可少缺少的营养。动物实验和人类研究均发现,母亲在妊娠期间缺少胆碱,不仅其子代智力水平可能会低下,而且增加后代精神异常和精神分裂的发病率。低胆碱饮食也增加脂肪肝和老年痴呆的发病率。

母亲孕期一定要摄入高胆碱类食物,比如鸡蛋、鱼、豆腐、肉类、绿叶菜等等,切忌偏食。

最近的研究指出,各种营养素之间的作用是协同的,或者说是互补的。比如说叶酸、ω3、维生素 B_{12}、胆碱都是胎儿大脑和神经系统发育不可缺少的。这几种营养素共同作用,促进胎儿大脑的正常发育。如果其中一种营养素不足,另一种就会介入,企图代替其作用。

4. 孕期维生素 D 缺乏与儿童注意力缺陷 / 多动症

在 2016 年欧洲流行病学会议上,希腊的 Daraki 医生指出:母亲早孕期间血液中维生素 D 的水平和儿童 4 岁时注意力缺陷 / 多动症(ADHD)有密切关系。而且其后西班牙的研究也得到同样的结论。

Daraki 医生说,虽然希腊阳光充沛,但是百分之六十的孕妇都缺乏维生素 D,而且希腊并没有向生育妇女推荐服用维生素 D。

该研究调查了 471 名母亲及其所生的儿童。测量了母亲在怀孕 13 周时的血液中维生素 D_3 的水平,其化验单位是(nmol/L)。高于 75 为正常,低于 50 为缺乏,二者之间为不足。

结果发现,母亲早孕期血液中维生素 D 水平缺乏时,儿童的注意力缺陷 / 多动症明显增加。维生素 D 的水平越低,注意力缺陷 / 多动症越严重。

"美国流行病学杂志" 2016 年也发表了一篇类似的文章。在苏格兰,大约 12% 的学生因学习困难需要特殊辅导。作者调查了 2006 到 2011 年在校读书的八十多万苏格兰儿童,以及他们是否需要特殊辅导。作者然后去查出他们受孕月份,发现受孕的季节与学习困难有关。

在春季 1~3 月受孕的儿童，其学习困难的发生率为 8.9%，而在夏季 7~9 月受孕的儿童，其发病率为 7.6%，经统计学分析，差异极其明显。虽然看来只有 1.3% 的差异，但是对于一个亿万人口的大国来说，则是相当大的数字。美国对智力障碍儿童一生的花费是 500 亿，1.3% 则是 6 亿。对于一个家庭来说，智力障碍儿童也是沉重的负担。

在分析了种种可能原因后，作者认为是怀孕时母亲血液中维生素 D 的水平，影响到胎儿的大脑发育。

维生素 D 是阳光照射在裸露的皮肤上时产生的。苏格兰处于北方，只有在夏天时皮肤有可能制造大量的维生素 D。维生素 D 的半衰期是 3 个月，也就是说身体在 9 月份制造的维生素 D 到 12 月份时，只剩下一半。当然春季 1~3 月是体内维生素 D 最低的季节。

该文还引用了其他国家的类似科研文章。比如英国的科研工作者分析了自闭症与出生日期的关系。发现出生的季节与自闭症的发病率关系密切。另一个科学家测试了 743 位白人妇女在妊娠 18 周时血液维生素 D 的水平，发现与下一代 5~10 岁时的语言表达能力缺陷有关。瑞典科学家测试脐带血中维生素 D 水平，发现 58 个自闭症儿童的脐带血中维生素 D 的水平低于他们的兄妹。而在早期服用含有维生素 D 的多种维生素有助于改善他们的症状。

该文章指出，母亲血液中低维生素 D 水平，可以造成胎儿大脑的大小和形态的改变。动物实验也证明，妊娠期间缺少维生素 D，可以造成下一代成年动物大脑功能不正常和多动症。

当然，一个儿童的智力高低是由多种因素造成的。作者估计约 11% 的自闭症儿童是因为母亲怀孕时缺少维生素 D 造成的，这是一个轻易可以改进而且没有副作用的因素。

那么孕妇到底每天需要多少维生素 D？美国妇产科医生目

前认为,妊娠妇女每天需要 1000 单位的维生素 D_3。在这里我们必须了解,在营养上过多或不足均对健康不利,多多绝非益善。如果你已经服用孕妇的多种维生素,而其中已经含有 500 单位的维生素 D_3,你只需加服 500 单位一粒的维生素 D_3 就够了。

因为维生素 D 的半衰期是 3 个月,所以理想的方法是提前三个月就开始服用。最天然的方法是晒太阳。

5. 妊娠早期超声波与儿童自闭症

不可否认,超声对诊断和治疗胎儿疾病带来了益处,但这并不是说超声可以被应用到非医疗目的,也不是说对早期发育的胎儿绝无影响。曾经有非人类的研究指出,早孕期使用超声波对子代大脑和行为的正常发育有影响。

在 2016 年 9 月 1 日《自闭症研究》杂志中,位于西雅图的华盛顿大学 Mourad 博士指出,妊娠早期超声波,对于某些有基因缺陷的儿童,可能会与自闭症有关。

作者检测了 1749 名有自闭症,同时做过基因检测的儿童,有基因缺陷而且同时在妊娠头三个月暴露于超声的儿童,他们自闭症的症状更严重。但是与中期妊娠以后的超声暴露无关。

美国食物和药物管理局(FDA)多年来对超声对胎儿的影响一直抱着审慎的态度。而且认为妊娠超声只能用于有医疗指征的情况,不应被滥用。

不少母亲误认为超声对胎儿毫无损伤。超声逼真的图像和母亲看到腹中胎儿的激动心情,曾经使加拿大某些超声技术人员以此做生意。他们自购超声波机,让准妈妈仔细观察腹中的胎儿,并录下视频作为纪念。但是这种检查毫无医学指征,应该避免。

但是早孕期间如有出血,必要的超声检查对诊断宫外孕等不正常妊娠有重要的价值,也可以挽救生命,千万不要拒绝,一定要与医生合作。这里的关键是有无医疗指征。

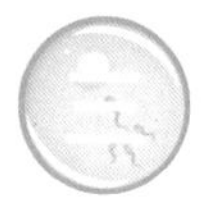

怎样预防儿童期癌症?

儿童白血病很常见,其中的一个治疗方法就是用破坏患儿的骨髓——制造白细胞的地方,然后输进已储存的患儿自己的脐带血,让脐带血中的干细胞在骨髓中重新生长,制造正常的白血细胞。

在过去的20多年里,作为一个妇产科医生,很多母亲都要求我在接生时收集脐带血,然后库存在脐带血银行,虽然费用可观,但是父母情愿自己节省,也要为子女保留一个生存的机会。

但是,纽约一位著名的儿童白血病的专家最近指出:脐带血的收集其实并没有价值。在检查白血病患儿的脐带血时,发现其白细胞已经不正常了,已经开始了癌前病变的过程。这项研究明确指出,虽然在儿童期才诊断为白血病,但是癌前病变在胎儿期就已经开始了。

看来,防止下一代的癌症,要从孕期做起。在孕期,胎儿的全部营养都是母亲供给的。饮食与癌症有密切的关系,所以母亲的饮食和营养必须引起高度重视。并不是“吃什么都可以”。

要防癌,首先要理解癌症。最好先用社会的例子来解释。社会里每天都有坏人,就像身体里每天都有癌细胞一样。社会上的坏人之所以不能得逞,是因为社会中还有保安机构,比如警察、部队,将坏人及时从社会上清理出去。身体里的癌细胞之所以不能发展为癌症,是因为身体里有免疫系统,及时识别和杀死癌细胞。

如果社会的保安系统薄弱了,坏人就可以聚集,占领城市,最后扩大地盘,夺取政权,这个社会就毁灭了。如果身体的免疫系统微弱了,没有及时将癌细胞杀死,癌细胞就生长,发展为癌

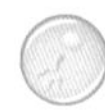

症，癌症在身体内到处转移，最后使这个人死亡。所以增强免疫力是防癌的基础。

社会上的事情总是复杂的，是由多种因素造成的。癌症也是一样。如果坏人占据了一个荒岛，没有船只和外界相通，这批坏人只有饿死，不可能对社会造成损害。

如果癌细胞没有新血管来供给营养，它也不可能不断地长大，也不可能转移。当然更不可能杀死宿主。所以吃预防新血管生成的食物，也有助于防癌。

身体只有在有“炎症”（inflammation）的状态下才能产生新血管，促进癌症的发生发展。比如说慢性乙肝增加肝癌的发病率（病毒引起的炎症），幽门螺杆菌增加胃癌的发病率（细菌引起的炎症），胃酸反流增加食管癌的发生率（酸性化学物质引起的炎症）等等。所以避免身体的“炎症”状态，不给癌细胞适宜的生长环境，也是防癌的关键。

为了将问题解释清楚，我必须从最基本的知识谈起。

什么是癌细胞？为什么身体里每天都有癌细胞？

这里首先要分清癌细胞和癌症的不同。癌细胞像是一粒毒草的种子，而癌症则是那株毒草。毒草的种子可以到处存在，但是只有在适宜的环境下才能长成毒草。

一本世界畅销的防癌书籍的封面语是“每个人的身体里每天都有癌细胞，但不是每个人都有癌症。”

宫颈癌是目前研究最彻底的癌症，并且有了疫苗。关于宫颈癌的研究指出，从癌细胞发展为癌症需要以“年”为单位的时间。而且由于身体存在免疫力，所以在绝大部分情况下，癌细胞都会被杀死，癌症可以完全避免。但是免疫功能低下的人，则容易发展成癌症。

为了进一步理解癌细胞与癌症的不同之处，以及癌症与免疫功能的关系，我在这里举一个真实例子。两个同时接受肾移植的患者也同时得了肾脏的黑色素瘤。黑色素瘤是一种皮肤癌，极少发生于肾脏。

经调查，他们的肾脏来源于同一个捐肾的人。该捐肾者十几年前得过皮肤的黑色素瘤，治疗后多年未复发，被认为是已经“彻底治愈”了。所以在车祸脑死亡后捐出双肾，但是接受器官移植的病人必须服用免疫抑制剂，造成免疫功能的低下，使得隐藏在肾脏里的癌细胞发育为癌症。

癌细胞是染色体不正常的细胞。染色体在细胞核里，是细胞的司令部，控制着细胞的全部功能。癌细胞就是司令部变质了的细胞。正常人细胞是整整齐齐的23对染色体，而癌细胞的染色体则乱七八糟，数目和形态均不正常。

癌细胞是怎样产生的呢？有两种方式。一种是在细胞一分为二时产生误差，导致分家不均匀，产生了染色体异常的细胞——癌细胞。胎儿发育是从一个细胞发育成一个以亿为单位的身体。细胞的发育都是从一变为二，二分为四……在分裂的过程中产生误差是不可避免的。另一种是外界的病毒、射线等致癌物破坏了细胞中正常的染色体，也产生了癌细胞。我们在日常生活中不可避免地暴露于各种致癌物。我们平均每个人的身体中，都可以查出300多种化学制剂，母亲卵泡液中也可以查出多种化学制剂。胎儿的脐带血中也可以查出多达287种化学制剂，其中的某些制剂，是已知的致癌剂。最近的研究还指出，某些化学制剂，虽然个体不是致癌致畸物质，但是和其他化学制剂共同作用时，可以成为致癌剂，或者使其致癌作用更强。

在正常情况下，身体的免疫系统会识别出这些不正常的细胞，并及时将其杀死。但是如果免疫功能低下，这些癌细胞就得以生存。

春天蒲公英的种子到处飞，但只能在适合的环境下生根，水泥地面上绝对长不出蒲公英。癌细胞也是一样，它只能在有“炎性反应”的环境中生存，在免疫力低下的情况下发展。

癌症的潜伏期有多长？

从正常细胞发展为癌症，中间有5~40年的潜伏期。我曾经对40年这么长的潜伏期有过怀疑，但是一个亲身的经历改变了我的看法。

一次旅游时碰到一对英国的老年夫妇，丈夫十几岁时曾在石棉厂工作过。“石棉”是已经公认的引起某种肺癌的致癌物。后来他多年随访都没有问题，以为自己是幸免了。谁知就在整整四十年以后，突然诊为肺癌，而且已经是晚期，无法治疗。所以他们夫妻才决定用剩余的生命来一起旅游。

被研究得最彻底的莫过于宫颈癌了。经过多年的争论，现在已经肯定宫颈癌是由人乳头瘤病毒引起。该病毒通过性生活传染。虽然西方有些女孩十几岁就开始有性生活了，但是在20岁以前一般不会得宫颈癌。所以美国的妇产科学会决定在20岁以前，没有必要做宫颈防癌涂片。看来宫颈癌的潜伏期起码好几年。其实在潜伏期，宫颈细胞已经不正常了，但是身体也有免疫功能，可以杀死不正常细胞，可以在绝大部分情况下，避免癌症发生。

增强免疫功能也是目前癌症治疗的新方向，而且取得惊人的效果。

怎样增强免疫功能？

1. 晒太阳或口服维生素D

维生素D可以增强免疫功能，这在西方科学界已是无可争辩，公认的事实。在过去的20年里，已有数以千计的文章和书籍提到这点。维生素D水平低的人，癌症的发病率会增加，特别是乳腺癌、前列腺癌、结肠癌、卵巢癌。

维生素D还可以减轻妊娠中毒症（妊娠引起的高血压、水肿、蛋白尿）的发病率。严重的妊娠中毒症可以引起严重抽搐，造成母子双亡。国外也有大剂量的维生素D来治疗妊娠中毒症的报道。

维生素D是阳光直接照射在裸露的皮肤上产生的，但是我们在户外接受阳光的机会越来越少。特别是中国妇女，有点太阳就赶快打起小洋伞，或者从头到脚遮个严严实实。我在温哥华曾查过几位中国妇女血中维生素D的水平，低得吓人。

什么是正常的维生素D水平？目前仍有争议。我引用的是《小麦与大肚皮——全面健康》一书中用的：60~70微克/毫升，不少文章中提到的与该值不同，比如英国最近一篇关于妊娠妇女血液中维生素D的水平时，指出正常值应大于50nmol/L。这需要与自己的化验室沟通，看他用的是哪种试剂，什么是这种试剂的正常范围，是预防佝偻病的维生素D水平还是预防癌症的维生素D水平（后者要比前者高）。大部分人的维生素D水平并不是“缺乏”（引起佝偻病），而是“不足”，因而造成免疫力低下和癌症。

大部分的孕妇使用的维生素中都含有维生素D，但是剂量相对低些。很多钙片也含有维生素D。应在准备怀孕前的3~6个月，就开始吃上，先补充身体的叶酸，锌和维生素D的缺乏，再开始怀孕。

最天然的补充维生素D的方法是晒太阳。如果在夏天中午穿游泳衣仅仅晒20分钟，皮肤可以产生10 000单位的维生素D，相当于10片维生素D药片（每片1000单位）。而且这种方法绝对不会引起皮肤癌，也不会过量。因为在达到需要量时，皮肤会自动停止制造维生素D。

很多人一提起晒太阳马上就想起“黑色素瘤”，其实黑色素瘤是白色人种的多发病，在有色人种中发病率很低。加拿大绝大多数是白色人种。这里的研究指出，由于缺乏维生素D而引起的癌症的死亡率是黑色素瘤死亡率的三倍。瑞典也是白色人种的国家，那里的科学家最近发表了一篇《不晒太阳和抽烟一

样对健康有害》的文章，该文章指出，得了黑色素瘤而且仍晒太阳的人，其黑色素瘤的复发率低，寿命也长。看来人体健康是由多种因素造成的，过分强调某一点都会误入歧途。

如果你担心太阳促使皮肤老化、变黑，也可以通过服用维生素 D 来补充不足。

2. 补锌

锌也可以增加身体的免疫功能，身体缺锌时，人容易感染，比如感冒、泌尿系感染，伤口也愈合不佳。孕妇每天需要 11 毫克的锌，因为身体不能储存锌，所以要每天补充。据统计，世界上四分之一的人口缺锌。面食和豆类中含有一种物质（phytes）可以影响锌的吸收。

查血中锌的水平用途不大，因为不能反映组织中锌的水平。含锌高的十种食品，以同样重量为单位，从高到低为：蚝、牛肉、麦麸、菠菜、南瓜子、坚果类、可可、猪肉、豆类和蘑菇。

孕妇使用的维生素中也含有锌，怀孕期及哺乳期均需天天服用。

哪些食物可以预防新血管生成？

新血管的生成（angiogenesis），在癌症的发展起到重要作用。因为癌症在无控制的生长过程中需要大量的营养，体内只有血管可以供给这些营养。癌细胞可以分泌一种化学物质，让新血管伸向其存在处。但是我们也可以用抑制新血管生成的物质，让癌饿死。这就是目前很多抗癌药物的作用机理。

在第二次世界大战中，俄军就是用切断德军供给线的方法，使包围斯大林格勒的德军不得不撤退。抑制新血管生成的物质，就是切断癌症的供给线。目前很多治疗癌症的药物，就是利用其抑制新血管生成的作用。其实不少药物就是从植物中提取的。不要小看了食物的抑制新血管生成的作用，不见得比药物差，而且绝对没有副作用。

在我们日常的食品中,也有很多抑制新血管生成的食物。为什么不用吃这些食物的方法,来减低自己和自己的胎儿癌症发生的机会呢?下面就是这些食物。按其抑制新血管生成作用从强到弱而排列。以下资料来源于美国防癌专家李医生(William Lee),他曾经多次举行防癌讲座。

维生素E(坚果类)、茶、柑橘、红葡萄、蒜、黄豆、莓子类(草莓、蓝莓等)、十字花科植物(西兰花、菜花、白菜、卷心菜、萝卜等)。

注意,这里提出的维生素E是指天然的维生素E,而不是维生素E的药丸。维生素E药丸是合成的,与天然的结构不同,所以吃进去以后,反而影响天然维生素E吸收。维生素E是脂溶性的,所以存在于坚果类(核桃,榛子)这些富含脂肪的植物里面。

避免生活中的致癌物质

癌症是从日常生活中发展起来的,所以了解日常生活中的致癌物质是非常重要的。

烟(包括二手烟)、酒均是致癌剂,这是无可非议的,在妊娠期间一定要全力避免。

烤糊的肉类也是致癌剂,多年前就列在美国政府的致癌物质的表上了。目前各种烧烤在国内流行,在孕期也应避免。非要吃时,可以将肉先在液体调料中浸泡再烤,因为有了液体,可以避免烤糊。

油脂在高温加热后会产生致癌物,所以怀孕期间尽量不要吃油炸食物,炒菜时也不要将油烧到冒烟才放菜,不要为了你舌尖上的快感而损伤腹内胎儿。

另外要记住的是致癌物的致癌作用均与剂量和体重有密切

关系。同样剂量的毒素，对于一个50公斤的成人，她每公斤体重接受的毒素也许剂量很小，但是对于一个只有1公斤的胎儿，他每公斤体重接受的剂量是成人的50倍！

法国防癌协会主席Khayat教授最近出了一本防癌的书，很对中国人用的炒菜锅做了一番评论，认为它也是致癌因素之一。因为中国人要将油烧到冒烟才放菜，而锅底温度大大高于其他部分，因而产生大量毒素。他认为应该用平底锅炒菜，这样加热均匀，不会因为受热不均，而使锅底的油过度加热。

有人会说，祖祖辈辈不都是这样炒菜的吗？但那时一斤油比很多人一天的工资都贵，而且一个月只能有四两油，现在一顿就能吃四两油，吃进毒素的多少就大有差别了。

少吃加工后食品也很重要。

美国不反对转基因食品，却不顾食品制造业的反对，将在2018年彻底禁止在加工食品中使用氢化油！看来氢化油比转基因食品对健康的害处更大，更可怕。

氢化油对健康有什么危害呢？

这要从它的来源和化学结构说起。多年前，西方科学家认为奶油等动物脂肪会增加心血管疾病的发病率，而植物油则不会。不过植物油没有奶油香，而且无法用来抹面包。于是科学家在高温下在植物油中加氢，使其呈现半固体状态，用来抹在每顿饭前的面包上，这就是氢化油的出现。

氢化油是纯人造的，但是人类还远远的不能够征服自然。氢化油加的氢和天然结构中的氢的方向截然相反。如果天然结构是氢是顺时针方向的话，这个人工加的氢则是逆时针方向。或者说天然的“脚”是朝前长，这个人工加的“脚”是朝后长着，这下问题就来了。

人类在进化过程中从来没有见过这种奇怪的化学结构，不知道该怎么处理。就像是一个城市突然被外星人入侵，找不到任何共同语言和行为，不知道应该如何对付，全市乱成一锅粥，种种毛病就开始出现了。

研究表明，氢化油可以增加心血管疾病、癌症的发病率及死亡率，而且证据越来越确凿，迫使美国食品和药品管理局（FDA）必须宣布彻底清除食物中的氢化油。于是，FDA 在 2016 年做出上述决定，定在 2018 是为了给食品工业一个改变产品的时间。其实美国在这方面已经落后了。欧洲早就禁止食用氢化油了，美国的纽约市和加州也早已在该地区禁止销售含有氢化油的食品。

FDA 在多年前就已经要求制造商在食品中标出是否含有氢化油及其剂量，并且广泛宣传氢化油对健康的损害。所以很多食品制造商为了推销产品。特别标出“本产品不含氢化油”的字样。但是 FDA 也规定如果每单位食品小于 0.5 克的氢化油，可以标为零，给了一点缓冲的余地。于是食品商就将单位定的非常小，比如一个单位为三片薯片，但是谁吃薯片时只吃三片呢？

为了蒙混过关，食品制造商还给氢化油起了无数的新名字，如果你不熟悉，很容易上当受骗。以下是都是氢化油，只不过是名字不同而已：“反式脂肪酸，氢化植物油，部分氢化植物油，人造奶油”等。赶快查查你桌上的零食，你买的蛋糕、饼干里面有没有吧！

你可能每天都在吃氢化油却被蒙在鼓里，全然不知。比如饭店里，特别是快餐店里的油炸食品、炒菜，都可能含有氢化油。氢化油价格低廉，有奶油的香味，而且可以长期保存。如果用一般的植物油来炸食品，用不了几次，油就变得很黏稠，无法再用，但是氢化油则不存在这个问题，所以可以为饭店招揽顾客，并省下不少钱。

一般植物油容易变质，制造出来的食品不能在货架上久放，但是用氢化油制造的方便面、炸薯片、糕点、饼干、面包绝对不会有这个问题。可以在室温下长期放在货架上，不会“走味”。再比如冰冻比萨饼、咖啡伴侣、鸡精都可能用氢化油“增味”。

据估算,超市 40%~60% 的加工后食品都含有氢化油,所以尽量不要买加工后的食品。进超市主要买新鲜蔬菜、水果等原始状态的食品。如果有可能,也尽量减少在饭馆吃饭。

可以预防癌症的食物

西医的创始人早就说过:“让食物成为你的药物”。我一开始不相信这句话,但是在看了一个真实的故事以后,我开始改变了看法。

加拿大的 Beliveau 教授,专门研究从植物中提取治癌药物。一天他朋友的太太打来了电话,说他的朋友已经诊断为晚期胰腺癌,医生说已经无法治疗,只有几个月活头。他太太求教有没有任何办法“死马当作活马医”。

这位教授经过研究和计算以后提出了一个食物的治疗方案:各种各样的白菜、卷心菜、西兰花、大蒜、黄豆、绿茶、蓝莓、深色巧克力、姜黄素和树莓。油也只能吃含有 ω3 脂肪酸的两种油:橄榄油、芥花籽油(目前对该油有不同观点)。并要求病人天天吃,顿顿吃。

这位朋友的太太照办了。两周后,奇迹逐渐出现了,他朋友的一般情况竟然有了好转,从卧床不起到可以下地走路,后来又回去工作了一段时间。他的癌症一直存在,但有一段时间曾经缩小,他竟然又活了四年半。

Beliveau 教授出版过《有防癌作用的食物》(英文版)一书。该书图文并茂、深入浅出,值得一读。

食疗当然不能代替手术、放疗和化疗。但是可以用食物疗法作为辅助疗法,在完成了癌症治疗后,用食疗减少复发。

在一项研究中,给老鼠吃致癌物质。在没有用食物疗法的老鼠中,百分之百得了癌症。但是在用了食物疗法的老鼠中,只有 10% 得了癌症。说明了食物疗法预防癌症的效果。

虽然我们在每天的生活中难免暴露于致癌物质,但是如果我们知道哪些食物可以对抗致癌物质，有意识地去吃这些食物，就可以大大减低下一代和我们自己癌症发生的机会。

目前英文版的防癌书籍中，我印象最深的是一位患有脑癌的医生写的《抗癌》一书。他曾经历了两次手术、两次化疗，被认为活不了多久。但是他在广泛阅读了有关癌症和防癌的书籍后，彻底地改变了自己的饮食和生活习惯。十几年后的今天他仍然在做防癌讲座。上述不少信息来自他的书，这本书曾被翻译为多种语言，并在世界畅销。

减少畸形儿和儿童期癌症有以下方法：

1. 在妊娠前 3~6 个月就开始准备

将体内叶酸水平调至正常范围。叶酸主要存在于新鲜蔬菜和豆类中，也可以口服合成的叶酸片，每天 1 毫克，但是叶酸片的化学结构与天然的不同，所以从食物中获得最佳。叶酸有预防无脑儿、脊柱裂的和先天性心脏病的效果，也可以减低肺癌的发病率，对母子有益。血中叶酸水平是可以测量的。

2. 将维生素 D 的水平调至正常范围内

血液中维生素 D 的水平也是可以测量的。美国的正常值水平比国内的要高，是否国内的正常值是为预防佝偻病而设，有待探讨。补充维生素 D 方法可以用晒太阳或口服的方法。口服维生素 D_3（注意：不是鱼肝油丸），是天然的化学结构，没有副作用，每天 1000 单位绝对不会过量。最科学的方法是根据血液中维生素 D 的水平来调节药量。维生素 D 的半衰期是 3 个月，所以每 6 个月测定一次也就足够了。半衰期是血液中水平减少一半的时间。同样，口服维生素 D 时，也需要 3~6 个月才能达到所需要的水平。

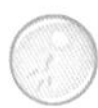

3. 尽量少吃或不吃加工后食品,多吃天然食品,最好是有机食品

加工后食品含有太多的盐或糖,而且含有氢化油、防腐剂、调味剂、色素等非天然的化学制剂,可以引起身体的炎性反应,给胎儿造成不健康的生活环境。

4. 多吃有抗癌作用的食品

每一种的量不一定多,但是尽量吃全,可以将这些水果、蔬菜、坚果在搅拌机里打成糊状的方法来吃,尽量生吃,因为有些有效成分在加热后有可能破坏。

5. 少吃或不吃油炸、烧烤食品

油在高温加热时会产生毒素,烤糊的肉可致癌,用蒸煮的方法最好。

癌症并非不可预防,美国大部分文献都指出,70% 的癌症是可以预防的。不少癌症与饮食和生活习惯有关。自从广泛的宣传防癌知识以后,美国 2010~2015 年之间的统计数据显示,癌症的发病率已有下降。上面提到的这些防癌方法并不难做到,既没有什么昂贵的补品,也没有副作用。这些天然的食物,因为没有人可以申请专利,当然也不会有人花钱去为它们做广告,但这些却是你和你腹中胎儿的防癌,防病的真谛。

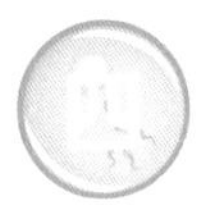

我们到底缺什么营养？为什么？

在过去的二三十年中，我们的饮食和生活习惯发生了重大又潜移默化的改变。使得以前不会缺少的营养，现在突然缺乏了。这些营养的缺乏也造成了很多以前少见的疾病，如不孕症，癌症，心血管疾病也突然成为常见病、多发病。

这些改变包括养殖工业化，食物成品化，出门车轮化，居住高楼化及网络化。下面就具体分析这几"化"造成了哪些营养的缺乏及疾病的发生。

维生素D缺乏

大部分的人身体里都缺乏维生素D，这是目前最普遍的营养缺乏症之一。从上面的三篇文章中，我们已经解释了母亲孕期维生素D的缺乏，与儿童的自闭症，和某种自身免疫性疾病及癌症的发病关系。

这里我就进一步探讨维生素D的缺乏还和哪些疾病有关，为什么维生素D的缺乏在目前这样普遍？怎样纠正维生素D缺乏？

维生素D缺乏与各种当今常见病的关系是最近20多年的新发现。始于一项流行病学的研究：大多澳大利亚白色人种为英国移民的后裔，他们与英国人的基因是一样的。但是澳大利亚白色人种的乳腺癌、结肠癌和前列腺癌的发病率大大低于英国人。经过各项指标测定，发现澳大利亚由于气候干燥、炎热，日照时间长，阳光强烈，因而澳大利亚白色人种血液中维生素D的水平大大高于英国人。

其后各种研究结果层出不穷，下面是我看到的与维生素D

缺乏有关的疾病：

丹麦首都哥本哈根的医生分析了 10 000 名当地人血液中维生素 D 的水平和他们的健康和死亡情况，于 2012 年在国际杂志上发表了他们的研究结果。他们发现维生素 D 水平低的人，心脏病的危险增加 40%，得了心脏病后，心肌梗死的发病率增加 60%，早死的发生率增加 57%！

另一篇欧洲 2013 年发表的研究比较了 150 000 名欧洲人血液中维生素 D 的水平和他们高血压的发病率，其结果是血液中维生素 D 的水平每降低 10%，高血压的发病率增加 8%。换句话说，血液中维生素 D 的水平和血压的水平成反比。维生素 D 的水平越低，血压越高，或者说维生素 D 可以在一定程度上预防高血压。

还有一个研究可以证明维生素 D 为什么可以降低死亡率。大家都知道大医院中都有一个重症监护室（ICU），有些大医院还有心脏重症监护室（CCU），重症和有生命危险的人，还有得了心肌梗死的人，都被送到这里强化护理和抢救。同样病情的人，有些人可以活着出来，而有些人却不能，为什么？为了回答这个问题，有医生比较了这两组病人血液中维生素 D 的水平。发现血液中维生素 D 水平低的，活着出来的可能性也减低，维生素 D 水平高的，活着出来的机会也高。

美国堪萨斯州的科学家对当地 10 000 人随访六年，发现维生素 D 水平低于 15ng/ml 的人，其高血压，冠心病，心肌肥大和糖尿病的发病率均增高，其突然死亡的发生率比维生素 D 水平正常者要高 164%，说明维生素 D 对生命的重要性。

再谈谈中国上海的一项研究，该研究结果 2015 年在国际杂志上发表。该研究将服用“他汀类”降胆固醇的病人分成两组，一组每天加服 2000 单位的维生素 D，另一组不服维生素 D。6 个月以后复查胆固醇时发现，服用维生素 D 者，其总胆固醇，甘油三酯和低密度脂蛋白均比不服药下降明显。

为什么？随着科学知识的积累，我们现在已经认识到维生素 D 实际上一种“激素”，和肾上腺皮质激素，甲状腺素，肾上腺素等激素一样，是维持生命基本功能所必需的，维生素 D 与免疫功能，抵抗力，心脏与血管健康，癌症的发生发展，2 型糖尿病和阿尔兹海默病等，都有密切的关系。以前的人不会缺少这种维生素，是现代化的生活方式造成了维生素 D 的缺乏。

此外，癌症，关节疼痛，抑郁症，老年人步履不稳、肌肉萎缩、骨质疏松也都与维生素 D 缺乏关系密切。

因为这种维生素对生命十分重要，美国医生已将其包括在每年体检查血的项目中。医生都会告诉低水平的人服用维生素 D。

维生素 D 是阳光直接晒在裸露的皮肤产生的，穿着衣服时被遮住的地方不能产生维生素 D。比如你在夏天的中午，穿着游泳衣在阳光中晒 20 分钟，皮肤可以产生 10 000 单位的维生素 D，如果你的影子比你长，说明阳光并不是呈 90° 直射你的皮肤，皮肤产生维生素 D 会减低。你的肤色越深，就越需要强烈的阳光才能产生维生素 D。黑人的皮肤需要五倍的阳光才能制造和白色人种一样的维生素 D。50 岁以上的人皮肤老化，产生维生素 D 的能力也逐渐减退。

为什么现代人身体内缺少维生素 D 呢？

1. 现代人在室外活动的时间越来越少

30 年前，人们上学上班凭走路、骑自行车为主，现在出门的交通工具有地铁、公共汽车、私家车，在街上暴露于阳光下的人越来越少。

30 年前，电视，网络，电脑都不普遍，孩子和大人娱乐的方法是以户外活动为主。现在住在高楼上，难得下楼，业余时间都被手机，电视，电脑和网络占据，谁还在户外晒太阳？再说房间里有空调，谁还会在夏天中午跑到外面去？

看来网络化、高楼化、车轮化是造成维生素 D 缺乏的主要原因。

2. 现代人出门用各种防晒设备

中国妇女以白为美，日光可以使皮肤老化，所以即使偶尔到户外活动，人们也都用上各种防晒设备，打伞，抹防晒露，从头到脚包得严严实实，不给予皮肤一点制造维生素 D 的机会。

3. 肥胖人口增加

现代人的平均体重比我们的上一辈高了不少，不是增加了肌肉，而是增加了脂肪。维生素 D 是一种脂溶性的维生素，皮肤产生的维生素 D 被储存在脂肪里面，使血液中维生素 D 的水平大大降低，无法被身体其他部分利用。

4. 空气污染

国内人一出国，第一个感觉就是天是蓝的，阳光太强。在空气污染的情况下，大家第一怕出门，第二就是出了门，皮肤也很难接受到紫外线，无法制造维生素 D。

5. 各种杀虫剂的广泛使用和滥用

关于杀虫剂的使用，美国的管理还算严格，但是就是在这种情况下，苹果树每年要喷 16 次药，使用 36 种不同的杀虫剂。

杀虫剂吃入人体以后，可以减低血液中维生素 D 的水平。杀虫剂还使血液变得更加容易凝固，使心肌梗死，脑梗死和肺栓塞的发病率升高。

6. 各种药物的使用

药物对治疗疾病是不可缺少的，但是药物也都有副作用。有些药物可以降低血液中维生素 D 的水平，比如最常使用的降胆固醇的他汀类药物，和控制胃酸分泌的药物等等。

治疗维生素 D 缺乏的方法非常简单——口服维生素 D。推荐的基本剂量是 50 岁以下，每天服用维生素 D_3 1000 单位，50 岁以上每天 2000 单位，绝对不会过量。必须注意这是讲的 D“3”，一种活化了的维生素 D，所以吃了以后可以被吸收和利用。另外，这里用的单位是“IU”而不是“毫克”，千万不能弄错。如果有条件的话，可以根据血液中浓度调节口服剂量，一年查一次血中水平就足够了。

必须要注意，千万不要用鱼肝油丸来补充维生素D，因为鱼肝油是维生素A和D的混合物，过量的维生素A对健康有损害。

ω3必需脂肪酸缺乏

有些脂肪酸是人类不能自己制造而必须从外界获得的，我们称为“必需脂肪酸”。其中最主要的两种是“ω3”和“ω6”两种必需脂肪酸。因为身体不能自己制造，所以你吃进多少，身体里就有多少，“吃”就成了关键。

ω3和ω6，特别是两者的比例，对我们的健康起着关键的作用。两者就像是某家的老三和老六，虽然有密切的亲缘关系，但性格却截然不同。老三喜欢和平，到哪里就给那里带来正常秩序。老六则恰恰相反，唯恐天下不乱，到了哪里都要把那里搅得天翻地覆。当身体里出现这种闹闹哄哄的现象时，我们则称为“炎性反应”。目前认为“炎性反应”是癌症和心血管疾病的发病基础，也与儿童和胎儿的智力发育有关。

ω3存在于植物的叶子里，比如菜叶，青草，树叶等。ω6存在于植物的种子里，所以，用植物的种子榨出来的油，以ω6为主，比如菜籽油，花生油等等。

作为一个老年人，我深知过去一个月一斤肉，半斤油的生活，由于粮食也是定量的，所以全靠青菜填饱肚子，我也曾拔过野菜，蒸野菜包子全家吃。此外，用传统方法喂养出来的猪和鸡，猪吃猪草，鸡吃青草、野菜叶、小虫。所以吃进去的奥米加3和6是平衡的，不会引起炎性反应。

用现代工业化方法喂出来的猪肉和鸡肉，是关起来用粮食催大的。因为植物的种子含ω6，所以肉中也以ω6为主，容易

引起炎性反应。

随着收入的升高和油价的降低，我们吃进去的油越来越多。据美国统计，美国人每天吃进去的 ω3 和 ω6 的比例是 1∶16(理想的比例是 1∶4)！这就大大增加了炎性反应。

富含有 ω3 不饱和脂肪酸的食物非常少，植物中只有核桃仁和亚麻籽等几种。而且植物的和动物的不一样。植物中存在的都是短链的，而动物体内的都是长链的 ω3 不饱和脂肪酸。对健康直接有利的也是长链的奥米加 3 脂肪酸。只有动物可以将短链的 ω3 不饱和脂肪酸变成长链。比如说鸡吃了亚麻籽以后，鸡蛋黄中就会含有长链的 ω3 不饱和脂肪酸。但是大部分人的这种功能很弱，所以人只有直接吃动物的 ω3 不饱和脂肪酸。

鱼类含有大量动物 ω3 不饱和脂肪酸，如沙丁鱼、三文鱼等，这些鱼类吃海藻和更小的浮游生物。海藻在阳光的作用下，通过光合作用产生短链的 ω3 不饱和脂肪酸。鱼吃进海藻以后，转化为长链的动物的 ω3 不饱和脂肪酸。美国的妇产科协会主张孕妇也吃鱼，因为其中的 ω3 对胎儿大脑的发育和智力有益。

因为海水的污染度相对小一些，所以吃海鱼当然比吃河鱼或湖鱼更好。很多人不敢吃海鱼，因为怕其中的汞。其实英国最近的研究指出，某些啤酒或某些不含咖啡因的茶(herbal tea)中汞的含量比与鱼类还高，主要是这些产品在制造过程中，被汞污染而造成的。该研究还指出，以前对鱼类中汞含量估计有些过高，因为鱼类中的某些汞化合物并不能被身体吸收，所以不会对身体造成损伤。美国也对一些人体内的含汞量进行了测定。发现含汞量高的人并非爱吃鱼者，而是爱吃炸薯条人。

越年轻的鱼，体内汞的含量也越低。那种专门以吃小鱼为生的大鱼，比如吞拿鱼(Tuna)，鲨鱼，它们寿命长，而且集中了吃进去的所有小鱼体内的汞，所以体内汞的含量当然会高。那些小鱼，如三文鱼类只能吃海藻和浮游生物，寿命只有几年，所以体内也存积不了太多的汞。

因为汞是鱼在生命过程中积累起来的，所以人家买鱼时挑大的，我挑小的。

加利福尼亚州随访了70 000名年龄50~80岁的老人，看看吃哪一种食物的人活得最长。其中七万人中有一半人吃肉，另一半人是不同类型的素食者。随访六年以后，发现所有素食者的死亡率都比吃肉者低12%。死亡率最低是只吃鱼类的素食者，其次是不吃任何动物制品的素食者，再次是吃牛奶和鸡蛋的素食者。这个人口调查进一步证实了ω3不饱和脂肪酸对健康长寿的益处。

至于服用ω3不饱和脂肪酸药丸是否可以减低冠心病的发病率，有关的研究文章非常之多。有些报道对心脏有很强的保护作用，有的则报道说作用不明显。直到最近一篇高质量的文献综述，终于解决了这个争论。该文献综述，总结以前所发表的有关文章，发现血液中的ω3的浓度与心血管疾病的发生确实有密切的关系。血液中浓度高的，心血管疾病（冠心病，中风）的发病率低。

那么为什么有的研究会做出不同的结论呢？原来是每个研究对象吃进去的ω3剂量不同，另外有些人是不是每天都服用了又是个问题，还有就是服药后是否可以被吸收进入血液是更重要的问题。总之，凡是血液中能够测出ω3的，肯定对心脏和血管有一定的保护作用。

现在市场上各种鱼油，ω3产品多种多样，到底挑哪种？看了这篇文章后，你就绝对不会去买“ω3-6-9”这种产品，因为你只需要ω3和ω9（记住，单数对健康有利），不需要ω6。各种植物油里都是ω6，何必花钱去买药！

买ω3的药品时，要注意其中DHA和EPA的总剂量。DHA和EPA都是ω3，二者加起来总数越高越好，起码要DHA+

EPA=600 毫克。

微营养素缺乏

我们不仅需要蛋白质、脂肪、碳水化合物、纤维素，这些以“克”为计算单位的营养素，我们也需要包括以“毫克”、“微克”为计算单位的“微营养素”。

为什么微营养素这样重要？我们每天之所以能活着，心脏能够跳动，可以运动，受精卵可以从一个细胞长成几公斤的胎儿，全靠身体里的各种“酶”在进行各种化学反应。而微营养素则是很多酶不可缺少的一部分。缺少微营养素时，酶的活性受到影响，各种生命过程无法正常进行，大人和胎儿的各种疾病就出现了。

很多微营养素身体都不能自己制造，必须从外界获得。维生素是微营养素的一种，但是现在又发现了很多新的微营养素。比如说缺少西红柿中的微营养素“番茄红素”，可以引起失明，这种失明目前在美国很常见。其实只要你注意每天吃一勺西红柿酱就可以预防，但是等到疾病发生了，就很难治疗了。

下面就是几种新发现的微营养素，及其食物来源。目前还没有制造出包括所有微营养素的“微营养素片”，所以只有从新鲜蔬菜和水果中摄取。

颜色食物种类微营养素

绿色卷心菜、油菜、芥蓝：硫代葡萄糖苷（glucosinolates）

杏黄胡萝卜、芒果、南瓜：胡萝卜素（carotene）

红色西红柿：番茄红素（lycopene）

紫色葡萄、蓝莓、蔓越莓、黑莓：花青素（anthocyanins）

橘黄木瓜、桃、柑橘、蜜瓜：黄酮类（flavonoids）

黄绿菠菜、玉米、瓜类、牛油果：叶黄素，玉米黄素（lutein，

zeaxanthin）

白色、乳白色蒜、洋葱、萝卜、黄豆：蒜素，植物雌激素（allicin，phytoestrogen）

以上来自法国防癌协会主席Khayat教授的英文版《抗癌饮食》一书。他特别强调微营养素对防癌的重要作用。并指出："吃出一个彩虹色"。因为只是吃一种颜色的蔬菜，水果，你则只能得到一类微营养素，所以会营养缺乏。

抗氧化剂不仅可以抗癌，还有抗衰老的作用，当然也有抗皮肤衰老的功效。氧化是生命不可缺少的，但是氧化也是衰老和多种疾病的发病基础，当然也是皮肤老化的基础。光泽健康的皮肤光靠化妆品是不够的。好莱坞明星保护皮肤的方法还有另外两个秘诀：一个是喝足水，另一个是吃各种抗氧化剂。水可以让皮肤具有弹性，缺水的花是什么样，大家都见过，这点很容易理解。皮肤是身体最外层，受到阳光、空气中的臭氧、风吹、寒冷、污染等侵袭，需要不断修补和新生，而抗氧化剂是修复过程中必需的。

在食品没有工业化前，粮食加工靠"臼"或者"碾"。营养损失很少，基本保持"原生态"。

在食品工业化后，各种影响"口感"的米糠、麦麸、麦胚被去得一干二净，只剩下碳水化合物。米糠、麦麸、麦胚中的各种B族维生素（包括叶酸）也被去除。美国和加拿大政府规定，面粉中必须添加叶酸，但国内尚无此政策。叶酸缺乏与胎儿先天畸形及肺癌的发生有密切关系。

在食品没有"化学化"以前，我们靠各种原生态的蔬菜、水果来增加饭菜的风味。在化学化以后，我们可以用化学制剂调出各种口味。牛肉西红柿面中可以没有一丝牛肉，一片西红柿，洋葱味薯片中可以没有一点洋葱。很多人一顿饭就是一杯泡

面或一包薯片，既满足了舌尖的美味，又填饱了肚子，何必去买菜、做饭？但是化学调味剂中不含有任何营养，更不可能含有微营养素，会进一步造成微营养素缺乏。

镁缺乏

美国的调查发现，缺镁的现象在人群中非常普遍，因为我们很容易从当代饮食中获得足够的钙，却很难获得足够的镁。缺镁与高血压，2 型糖尿病，心律不齐，失眠，便秘，骨质疏松，甚至多囊卵巢综合征发病率增加有关。

镁有松弛肌肉，镇静神经，通便，强骨等作用。镁也可以松弛围绕血管的肌肉，使血管扩张、血压下降；松弛四肢肌肉预防肌肉抽筋；镇静神经，预防全身抽搐。严重妊娠中毒症引起的全身抽搐甚至可以造成母子双亡。因此，妇产科医生多年都用镁来治疗妊娠引起的严重高血压、妊娠中毒症。

无缘无故的或者是下意识的叹气、习惯性便秘、小腿抽筋、失眠都有可能与缺镁有关，可以试试服用镁片。欧美国家药店均有镁片卖，货架上往往和钙片放在一起，不要处方，都是低剂量的。因为镁有镇静作用，建议睡前服用。

我们生活中造成缺镁的原因很多，比如过多的饮酒，高脂、高盐饮食，大量出汗，紧张，饮用不含有任何矿物质的过滤水，还有很多常用药物，比如一种目前最流行的抗胃酸药。

研究发现，动物在紧张，应激时，大量从尿中排镁，所以紧张和压力可以造成低镁。想一想我们今天的充满压力的生活方式，低镁状态的普遍存在，也就可以理解了。

随着生活水平的提高，脂肪和酒的消耗量也大大增加。脂肪包括炒菜用的油脂和肉类。有人说："我只吃瘦肉。"但是瘦肉里也含有 20% 的脂肪，同样会造成镁的缺乏。

在当今的生活环境下，我们丢失镁的因素在增加，但是吃进去的镁却在减少。

每人每天需要300~450毫克的镁，含镁的食物如下（从高到低）：

食物种类含镁量（/100克）

1	南瓜子	534mg
2	巧克力	327mg
3	鱼	97mg
4	黄豆	86mg
5	菠菜	78mg
6	糙米	44mg
7	香蕉	27mg

看来含镁高的食品都是蔬菜，水果，种子，豆类这些原生态的植物。所谓最有营养的肉，奶，蛋，竟然榜上无名！

由于食品工业化，市场上的成品食物种类繁多。因为用各种化学制剂调味，所以价格低廉，味道鲜美。很多人的一顿饭常常是泡面，炸薯条、比萨饼、汉堡、点心、饼干、面包等，而不去吃原生态的水果、蔬菜和豆类，当然也不会摄入镁。

这就是新时代的新生活环境造成人类普遍缺镁的一个重要基础，所谓新时代的营养不良。

在一项关于高血压的研究中。科学家们在亚洲，欧洲和美洲一共调查了4680名40~59岁的人，这些人提供24小时的尿液，填写24小时吃的各种食物及保健品，然后测量血压。研究者也同时测量了24小时尿液中钙的排出量。结果发现，尿中钙的水平高时，血压也高，成正比。而饮食中镁的入量高时，血压则低，二者成反比。进一步说明镁的降血压作用。该研究结果由十几名科学家联名写出，发表在2012年《循环》（Circulation）杂志的第126卷上。

墨西哥的科研工作者对116名年龄30~65岁的患者进行

了四个月的研究，这些患者有糖尿病的前期改变，及低镁血症。研究者给其中一半的人每天服用 382 毫克的含镁液体，另一半人则服用不含镁的液体。4 个月后对两组人的空腹血糖，餐后血糖，及胆固醇也进行了复查。结果发现服镁的那组人，不仅空腹血糖，餐后血糖有所改进，而且甘油三酯，高密度脂蛋白也比不服镁的人有所改善。又一次证明缺镁与 2 型糖尿病的密切关系。以及镁对心脏和血管的保护作用。

加拿大不列颠哥伦比亚省大学的一篇文章，调查了多囊卵巢综合征病人的饮食状况，发现他们饮食中镁的摄入量低于正常人群。所以认为，多囊卵巢综合征与饮食中缺乏镁有关。多囊卵巢综合征的发病率近年来越来越高，也是月经不调和不孕症的一个常见原因。

患多囊卵巢综合征的病人，以后 2 型糖尿病和高血脂的发病率也大大增加。说明这些疾病之间，有某些共同的发病机制。有些学者用“代谢性综合征”来概括这一类疾病。因为其与饮食和生活习惯有密切关系。

血液中镁的浓度不能反映身体内是否缺镁。只有从进食上来调查缺镁状态。在“镁的因素”英文版一书中，对镁与健康作了详细的解释。

怎样补充这些营养物质？

补充这些营养物质的缺乏，并不困难，关键是要认识到这点，才能有意识地去补充。

怎样才能吃进这些营养成分？怎样做才好吃？下面我就介绍我自己的做法，你可以根据个人的条件和喜好予以加减。新鲜水果可以在旺季洗净后冷冻保存，用时就方便多了。

我要介绍的这种吃法只需要一个搅拌机。先将 1~2 汤勺（15~30 毫升）的亚麻子或者奇亚籽打碎，然后加入几勺草莓、蓝莓、蔓越莓、核桃仁、大杏仁、香蕉、牛油果、一个煮熟的鸡蛋、一点绿菠菜叶，加水打成糊状物就可以吃了。如果有其他水果，也可以添加进去。

可以用以下任何一种液体代替水：豆浆、牛奶，不含糖的大杏仁奶、椰奶，椰子水。如果生活在欧美国家，还可以用牛奶或羊奶发酵后制成的发酵乳，发酵乳中含有大量的益生菌，比酸奶好。很多酸奶中益生菌数量不多，却加了大量的糖，绝不是健康食品。

这种做法远比煮稀饭方便、快捷，也比稀饭有营养。这种吃法基本保证了身体一天的各种营养需求，包括纤维素、蛋白质、健康脂肪、维生素 E、叶酸、微营养素等等的需要，而且饱腹。

下面就讲讲这些食品包括哪些营养。

椰奶中的“中链脂肪酸”是唯一可以通过血脑屏障的脂肪酸，大脑不仅需要葡萄糖，也需要脂肪来提供营养。有不少报道认为椰奶中的椰油可以预防老年痴呆。椰奶是用椰子水和椰子肉打在一起，所以，如果能买到椰子，完全可以自制。

亚麻子、奇亚籽、核桃仁含有 ω3，而大杏仁含有 ω9，这两种都是必须脂肪酸，身体不能制造，必须从食物中获得。这两种必须脂肪酸均可以保护心血管系统，自然界中含有这两种脂肪酸的食物并不多。此外，核桃仁和大杏仁还含有丰富的维生素 E，亚麻子和奇亚籽含有丰富的可溶性纤维素，可以通便、降胆固醇，因此可以根据便秘情况加减。

南瓜子含有大量的镁，香蕉含有丰富的钾，均有降压作用。

三种莓子色泽鲜艳，含有丰富的抗氧化剂，含糖量极低，有抗癌抗衰老的作用。蔓越莓和蓝莓可以预防泌尿系统感染及男性前列腺炎。

牛油果含有不饱和脂肪酸，所以对健康有益。吃了以后也有饱腹感，减少了米饭、馒头等碳水化合物的摄入量，还可以降低前列腺肥大和前列腺癌的发生率。

鸡蛋可以提供一天需要的蛋白质。

新鲜菠菜叶中则含有丰富的叶酸，叶酸可以减少胎儿畸形

和成人肺癌的风险。新鲜菠菜叶也可以事先洗净冷冻后保存。

除此之外，也可以加入其他水果，我本人喜欢加菠萝，因为菠萝有抗关节和肌肉酸痛的作用，特别是中间的硬芯，不要扔掉。拳击运动员会使用菠萝芯提取的成分来治疗肌肉酸痛。

上述各种食物基本上构成了“彩虹色”，所以也提供了一天需要的各种微营养素。

如果你不喜欢冷饮，也可以用作汤的方法吃出一个“彩虹色”。这种方法制作方便，我们晚上也经常这样吃。

将洋葱丁、蒜粒和柿子椒丁放在汤锅底，冷锅加橄榄油轻炒变软即可。在锅中加入适量开水，然后放入切好的白萝卜、胡萝卜、芹菜、蘑菇、西红柿煮熟。再放入煮好的豆类或豆腐。煮沸后加入绿菜叶，葱花、香菜末、香油或椰子油即可。也可以打个蛋花。我有时会在碗里放些事先蒸熟的南瓜，增加甜味。主食副食皆在于此，两碗汤就可以吃饱，避免了吃精面、精米。

如果有椰子肉，将它切成小丁，与萝卜等时同时放入汤内煮，非常提味。当然也可以根据自己的爱好加减各种成分。比如用骨头汤或鸡汤代替开水等。

这样你很容易就吃进了各种颜色的 12 种蔬菜和健康油类。而且避免了油在高温加热时释放出的致癌物质和油烟。

下面我分析一下上述各种成分对健康的益处。

洋葱可以预防胃癌，我认为西方胃癌的发病率低的原因之一是他们几乎顿顿有洋葱。

蒜也有降胆固醇和防癌作用。研究发现，蒜可以防止致癌物质与 DAN 结合。

胡萝卜含胡萝卜素，可以在身体需要时转化为维生素 A 供使用。可以预防夜盲症。

白萝卜是十字花科蔬菜，有抗癌作用。

蘑菇可以增强免疫功能。

西红柿里面的微营养素，可以防止因缺乏其而造成的失明。

绿叶菜含有叶酸，汤开后放入即可，不能多煮。

葱和香菜均有防癌作用。

豆类和豆腐供给必需的蛋白质。豆腐富含钙质。

南瓜含有健康的复合性碳水化合物、维生素 A 和 C。

整个汤基本是原生态的植物，富含纤维素。

怎样理解美国的新饮食指南？

美国的新饮食指南涉及了不少关于饮食方面的问题，我在此简单介绍一下这些新进展。

脂肪不溶于水，必须与脂蛋白结合才能被血液输送到全身去利用和储存。这样就形成了“低密度脂蛋白”。高胆固醇实际上是低密度脂蛋白升高。新的研究结果有两个：

低密度脂蛋白实际上也有大分子和小分子之分。是小分子的低密度脂蛋白更容易沉积在血管壁上，造成动脉硬化和血管狭窄。而吃进去的“单纯性碳水化合物”比如含糖饮料、精米、精面，形成的是小分子的低密度脂蛋白，所以最容易沉积在血管壁上。而吃进去的脂肪，则形成大分子的低密度脂蛋白，所以相对来说，反而不容易沉积在血管壁上。所以限糖、少吃精米、精面比限制脂肪更重要。应该多吃杂粮和豆类这些“复合性碳水化合物”。

复合性碳水化合物是天然的植物类食物，植物类食物不含胆固醇，植物类食物除了含碳水化合物外，还含有纤维素、蛋白质、脂肪和微营养素，如豆类和豆制品。

甘油三酯也是肝脏将吃进去的碳水化合物变成脂肪后，输送到全身去的一种方式。所以降甘油三酯也是要减少碳水化合物的摄入量。

低密度脂蛋白氧化以后更容易沉积于血管壁上，所以要吃抗氧化剂，也就是各种颜色的蔬菜水果。

至于吃脂肪，最重要的是不要吃氢化油，要吃不饱和脂肪酸，如植物油、牛油果等，也要吃富含 ω3 不饱和脂肪酸的食物，

如鱼类、橄榄油，亚麻子等。这些本书已在多处提及。

不可否认迅速改变的科技对人类做出的贡献，也不可否认现代化的生活带给我们的舒适。是现代化医学，延长了人类的寿命。但是在我们享受现代化生活时，我们是否考虑到一点：我们的“基因”喜欢我们这样做吗？

基因，是掌控我们生命过程的真正“老板”，我们也许可以控制自己的喜怒哀乐，但是我们的生命和疾病过程，是由密布在染色体上的基因控制着的。比如染色体两端的“帽子”——“端粒”的长短与生命长短有密切关系。在癌症诊断的前数年，端粒就开始急剧缩短，而健康饮食和生活习惯，则有可能延长端粒。

基因是在几亿年的过程中缓慢进化过来的，我们和猴子也许在几十万年以前就“分道扬镳”，但是我们仍有98%以上的基因是相同的，说明基因进化的缓慢。

是飞速发展的现代化的生活方式与缓慢进化的古老基因之间的矛盾，造成了这些营养的缺乏，和当代流行的疾病。

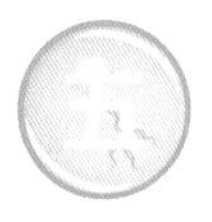

肠道细菌与母子健康

有关肠道细菌的新发现

虽然人类登上了月球，却对自己体内的肠道中的细菌及其功能了解不足。直到近些年新的基因检测方法的改进，我们才对自己的肠道有了进一步的认识。

我们肠道里面有一千多种细菌，简直是个“千草园”。除了细菌，肠道里也有霉菌、原虫等。这些微生物在肠道上面密密麻麻地铺了一层。从口腔开始，越往下走，细菌的密度越高。它们是“群居”，每一类细菌都有自己的领地。从肠道的不同位置取细菌的样本分析，发现其种类也不同。它们分泌黏液，起到保护肠道的作用。

肠道里细菌数量是人体细胞数量的 9 倍。重量大约 1.5 公斤，比肝脏、大脑还要重。我们每天带着 1.5 公斤的细菌走来走去，肯定是因为细菌对我们的健康起着重要作用。其实细菌和我们是共生的关系，谁也离不开谁。

我们吃进去的食物喂养它们，它们则帮助我们消化食物。它们的代谢产物也对我们的健康起着重大作用。在血液中，甚至在脑脊液中都可以检测到细菌的代谢产物。

细菌和肠道的共同作用，决定着我们的健康状态。肠道拉直后和三层楼一样高。肠道铺平后，相当于一个篮球场的面积。肠壁上神经细胞的数目比大脑还多。产生的神经介质比大脑还多。目前称肠道为第二个大脑。肠道同时是人体最大的内分泌器官。中医早就观察到：“脾是后天之源”。也就是说，我们后天的健康状况与消化系统的密切关系。

就像每个花园里都有鲜花、杂草甚至毒草一样。肠道细菌中有我们的朋友，也有可以让我们致死的敌人。但是只要健康细菌占优势，致病菌就会被抑制，我们就不会生病。就像是社会中永远有坏人，但是只要好人占优势，社会就会稳定一样。

你也许会想，把所有的致病菌都杀死不就完了吗?！就像社会上永远会有对立派，肠道也永远会有致病菌。细菌在这个地球上比我们早出现了几亿年，是地球上最早的生命。细菌之所以今天还能存在，是因为它们可以用“突变”和迅速繁殖这两个方法来适应环境。如果你用抗生素将绝大部分致病细菌杀死了，剩下的那一点有耐药作用的致病细菌，又可以迅速发展，过不了多久又会卷土重来。某些细菌的繁殖速度是每 20 分钟分裂一次，一个耐药菌株可能会在 24 小时后繁殖为 $1.56x10^{22}$ 个耐药菌株。所以很快耐药菌株就占了优势。

大部分抗生素是从霉菌提取的。我们用抗生素就是用霉菌控制细菌。当然细菌被杀死了，霉菌就占优势了。用过抗生素的妇女，都知道霉菌性阴道炎的滋味。

益生菌就是用对健康有利的细菌，去抑制对健康不利的细菌，就像打仗中向友军派的援兵一样。其实这种方法在民间早已使用。

小时候因为没有冰箱，又用粪便上肥。每年夏天都会“闹肚子”——急性肠胃炎或痢疾。外婆总要将芹菜与水煮开后（杀死杂菌）放在坛子里，盖上纱布，在太阳下发酵，用这种传统方法预防胃肠炎。食物无氧发酵后以各种乳酸杆菌和双歧杆菌为主，就是现在药店卖的益生菌的主要成分。

目前美国最热的和得到最多经费的科研项目，是对肠道细菌的研究，而且已经在这方面取得了不少进展。

如果你还将细菌与“不卫生”、“脏臭”联系在一起，如果你还将所有的细菌都看成是敌人，恨不得将其“赶尽杀绝”，那你在保健知识上就太落后了。

“大便丸”两年前已经正式上市了，它治疗抗生素引起的结肠炎的效果，优于任何一种已知的药物。

不少研究还发现，肠道细菌还可能与肥胖、过敏、儿童自闭症、抑郁症、自身免疫性疾病、糖尿病、非酒精性脂肪肝、阿尔兹海默病、甚至胃肠道癌症有关。饲养过动物的人都知道，动物也有其个性。有趣的是，接受了大便移植的小鼠，其性格也变得像供大便者。科学家们希望通过对肠道细菌的研究，彻底解开这些当今多发病的秘密。

剖宫产出生的婴儿，其肠道细菌的种类与自然分娩的截然不同。其哮喘和肥胖的发病率也高于正常分娩的儿童。

服用有益于健康的细菌——益生菌可以减少感冒的发生次数，也可以减轻过敏和哮喘的发病。另一个研究甚至认为长期服用益生菌可以减少发生阿尔兹海默病的风险。

我们吃进去的食物，对肠道细菌产生重大影响。有些促进健康肠道细菌的生长，有些则反之。如果给同一个人吃几天素食，再吃几天肉食，他的肠道细菌也随着食物的改变而改变。

吃一个疗程的抗生素，肠道细菌需要3~6个月恢复正常，或者永远不能回到服药前状态。你还会为一个小小的感冒，大服高档的抗生素吗？

肠道细菌是生命和健康的一个重要组成部分。体重，食欲，抵抗力和免疫功能，都与肠道细菌的状态有密切关系。

先说体重吧，将胖人的大便打给老鼠，发现本来正常体重的老鼠也变胖了，而将瘦人的大便打给同类的老鼠，则不会让它们发胖。这充分说明胖瘦是与肠道细菌有关系的。

冬季是感冒的高发季节，小学生常常因此而缺课。有研究者将小学生随机分为两组，一组每天服用一粒益生菌，另一组则服用空白药片。发现服用益生菌的小学生，其因感冒而缺课的时间大大减少。

目前各种“过敏症”急剧增加，自身免疫性疾病也不断上升

（如 1 型糖尿病，甲状腺功能亢进或低下等），这些也可能与肠道细菌不正常有关。

大家都知道儿童哮喘与过敏的关系。在台湾的一项研究中，给哮喘儿童服用 2 个月的某种乳酸杆菌（Lactobacillus gasseri A5），发现他们的症状有明显改善。类似研究的结果也发生于意大利患哮喘的儿童。不过服用的是另一种乳酸杆菌。说明肠道细菌与过敏的关系。

肠道细菌不仅帮助我们消化食物，形成大便，而且产生生命必需的维生素 B 族和维生素 K。从前文已看到，B 族维生素的缺乏与胎儿畸形及人类的各种疾病有关，而维生素 K_2 缺乏则与骨质疏松有关。目前认为，由于肠道细菌异常的情况增加，很多人不能制造出足够的维生素 K_2 来预防骨质疏松。维生素 K_2 存在于发酵后的食品，比如纳豆、芝士等。

2016 年 4 月份的《科学》杂志发表了两篇肠道细菌与健康的研究。该研究对 4000 名比利时人和荷兰人的大便进行了研究，发现了如下几个有趣的现象：

1. 人和人之间的肠道细菌的种类变化很大，很少人有完全相同的肠道细菌。

2. 肠道细菌的种类越多，人体的一般健康状态越好，肠道细菌种类少则与肥胖有关。

3. 饮食和生活习惯与肠道细菌的状态有密切关系。吃奶制品多的人，肠道中会有一种奶制品特有的细菌，喝咖啡的人肠道细菌的种类增多。吃蔬菜和水果多的人，其肠道细菌的种类也多。而喝红酒的人，肠道中会出现一种特有的，有抗炎作用的细菌，也许可以减低肠易激综合征的发病率。肠易激综合征的典型症状是腹泻与便秘交替发生。

4. 喝含糖饮料的人肠道细菌的种类减少。

这项研究结果进一步证实了我们多年来一直在临床上观察到的现象：蔬菜、水果、红酒和咖啡有利人体的健康。正像英语早就有的一句俗话："你吃什么，你就是什么样"。

两年前的一篇严谨的研究发现，红色肉类在被肠道细菌"吃"了从后，食肉者的血液中可以查出这类细菌的代谢产物。这种代谢产物与心肌梗死的发生和复发有密切的关系。而停吃红色肉类一年后，血液中不再有这种化学物质。指出食物 - 肠道细菌 - 细菌代谢产物 - 疾病之间的关系。

这是因为肠道细菌全靠你吃的食物去喂它，你喂有利于哪种细菌生长的食物，这种细菌就会大量繁殖占优势，反之亦然。

吃进去的食物也是你给肠道神经细胞的信息，这些信息除了局部起作用以外，还可以传给大脑，调节全身的功能。因为食物是生存的基本因素，全身的功能都要根据食物来调整。

肠道细菌与食欲

很多人都以为食欲是一种个人嗜好，却从来没有想到，食欲竟然反映了个人肠道细菌的种类。

我曾经嗜甜食如命，常常不理解为什么周围的人都和我不一样。在知道了糖对健康的害处之后，下决心要戒甜食，却发现不吃含糖食品需要很大的毅力，非常困难。

经过进一步阅读后，才发现由于自己以前因为呼吸道感染，多次用过抗生素，造成肠道内酵母菌增生。肠道酵母菌需要糖才能生存，它可能通过分泌某些化学物质，造成个人嗜甜食。

西方的自然医学（有点类似中医）认为，舌苔厚白与肠道酵母菌过度生长有关。怪不得每次看中医都说我"苔白腻"。椰子油有很强的抗酵母菌、霉菌的作用，吃了一段时间的椰子油以后，我竟然对以前嗜之如命的甜食也可以无动于衷了，苔白腻的现象也不再有了。如果不是发生在自己身上，我简直难以置信。

椰油的吃法很多，做汤时放一点味道很鲜美。也可以当奶油用来作点心。椰油耐高温，椰奶可以代替牛奶加在咖啡里喝。因为椰油是中链脂肪酸，与平时吃的长链脂肪酸截然不同，它可

以通过血脑屏障，达到营养大脑的目的。所以有些研究认为椰油可以在一定程度上预防阿尔兹海默病。需要注意的是，椰油是饱和脂肪，每天用量不宜过多。

对于红色肉类的嗜好也是一样。只要你一年不去吃它，肠道内靠红色肉类喂养的细菌都被抑制了，你也会觉得红色肉类不那么吸引人了。

分娩方式与下一代健康

在胎儿期间，胃肠道里并没有细菌，是在通过母亲的产道时获得我们所需要的对健康有利的细菌。所以阴道产和剖宫产儿童肠道中的细菌的种类非常不一样。剖宫产是一个无菌的手术，因此，剖宫产出生的胎儿肠道中的细菌是从毛巾，奶瓶，及护理人员的皮肤上获得的。这也是剖宫产儿童肥胖和哮喘的发生率高的原因之一。出生时肠道细菌的种类竟然决定着我们后天的健康情况。

《美国医学杂志》(*JAMA*)2016 年 9 月份的一篇调查发现，如果同一对夫妻生出的孩子中有自然分娩和剖宫产分娩。剖宫产分娩孩子的肥胖可能性增加 64%。

现在你就明白了，英国王妃怀老大时，是过期妊娠，为什么她没有像某些妇女一样轻易选择剖宫产？原来是基于以上的原因。为什么小王子经常和狗在一起照相？因为儿童期过于“干净”，也是哮喘发生的一个原因。

你还会因为“怕痛”、过期妊娠等理由，轻易选择剖宫产吗？

为什么肠道细菌在今天格外重要呢？

1. 抗生素和杀菌剂的广泛使用，甚至滥用。牙膏里，肉里都有抗生素，水里有杀菌剂。加工后食品里有防腐剂，这些都会大大杀伤肠道中的健康细菌。

2. 过去缺乏冷冻，长途运输及防腐剂，发酵历来就是人类一种保存食物的方法。比如说腌制酸白菜，冬天吃一季。不知不觉中吃进去了不少益生菌。我们在进化过程中已经习惯和适应了这类细菌。几万年来，我们的肠道也依赖这些细菌完成我们的生理功能。所以发酵后的食品，如酸菜、大酱都是健康食品。

现在则很少有人再吃这些发酵后的食物。加上抗生素和杀菌剂的滥用，造成了肠道细菌的不正常，出现了很多的以前少见的奇奇怪怪的疾病，比如肥胖，过敏、自身免疫性疾病、抑郁症等等。超市不少酸奶制品中细菌含量不多，但却加了不少糖，买时要注意。美国电视保健节目，也反复教观众怎样在家自己做酸奶，酸菜，这样更健康。

酸菜，泡菜中含有两大族细菌：乳酸杆菌和双歧杆菌。两者均是肠道中占优势的益生菌。双歧杆菌可还以促进减肥。我常常想：为什么韩国和四川胖人少？现在才开始明白，韩国人几乎天天、顿顿吃酸菜、大酱这类发酵食物，泡菜也是四川人不可缺少的小菜。而泡菜、酸菜中的双歧杆菌有减肥作用。

除了可以吃益生菌外，美国医生还极力推荐吃有助于健康肠道细菌生长的食物，比如各种豆类、包括黄豆、各种杂粮、白薯、青菜等这些含有纤维素的食物。注意：精米、精面和肉、奶、蛋都不含有纤维素。所以我们每天吃进的纤维素只有前几辈人的一半，当然也影响了肠道细菌的健康。

母乳喂养促进婴儿健康

母乳喂养对婴儿健康的好处，已经有了无数的研究，这里我就不再重复。母乳中含有抗体，可以避免婴儿期间的感染性疾病，母乳的营养也最适宜婴儿的营养需要。没有任何一种奶制品或代乳品可以和母乳媲美。

白血病是最常见的儿童期癌症。大约三分之一的儿童期癌症是白血病。关于母乳喂养可以减少儿童期白血病已有多篇报道。有研究者总结了从 1960 年到 2014 年底 17 篇有关文

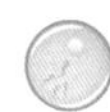

献，发现 6 个月以上的母乳喂养可以减少 14%~20% 的儿童期白血病。该文献综述发表在 2015 年《美国医学会儿科学杂志》（JAMA Pediatric）。

为什么 6 个月以上的母乳喂养竟然还可以防癌？原来母亲的奶是活的奶，里面含有母亲的干细胞，T 淋巴细胞和 B 淋巴细胞。婴儿吃进去以后可以进入婴儿的淋巴细统，预防儿童白血病。

最近的研究进一步发现，母乳中含有百分之十的数种寡糖类物质，而牛奶则不含有。这些寡糖类物质婴儿并不能吸收，是专门给肠道内有益于健康的细菌准备的食物。促进肠道健康细菌的存在和发展。有健康的肠道细菌，才能有健康的身体。

母乳喂养到底多长为宜？虽然各有不同观点，但是目前认为以一年为宜。

小结

食物与肠道细菌的共同作用，对人类健康起着重要的作用。所以我们可以用改变饮食的方法来改进我们的健康状况。食物就是你的药物。所以在食物的选择上不应以舌尖上的感觉为标准，而是用知识和理智去选择。

肠道细菌对健康的影响这么大，怎样才能保持健康的肠道细菌呢？简单概括包括两条：

1. 吃传统的发酵后的食品，比如酸菜、泡菜、大酱。

2. 吃有助于肠道健康细菌生长的食物，主要是含有纤维素的各种植物食品。

第五篇　怎样预防妊娠合并症？

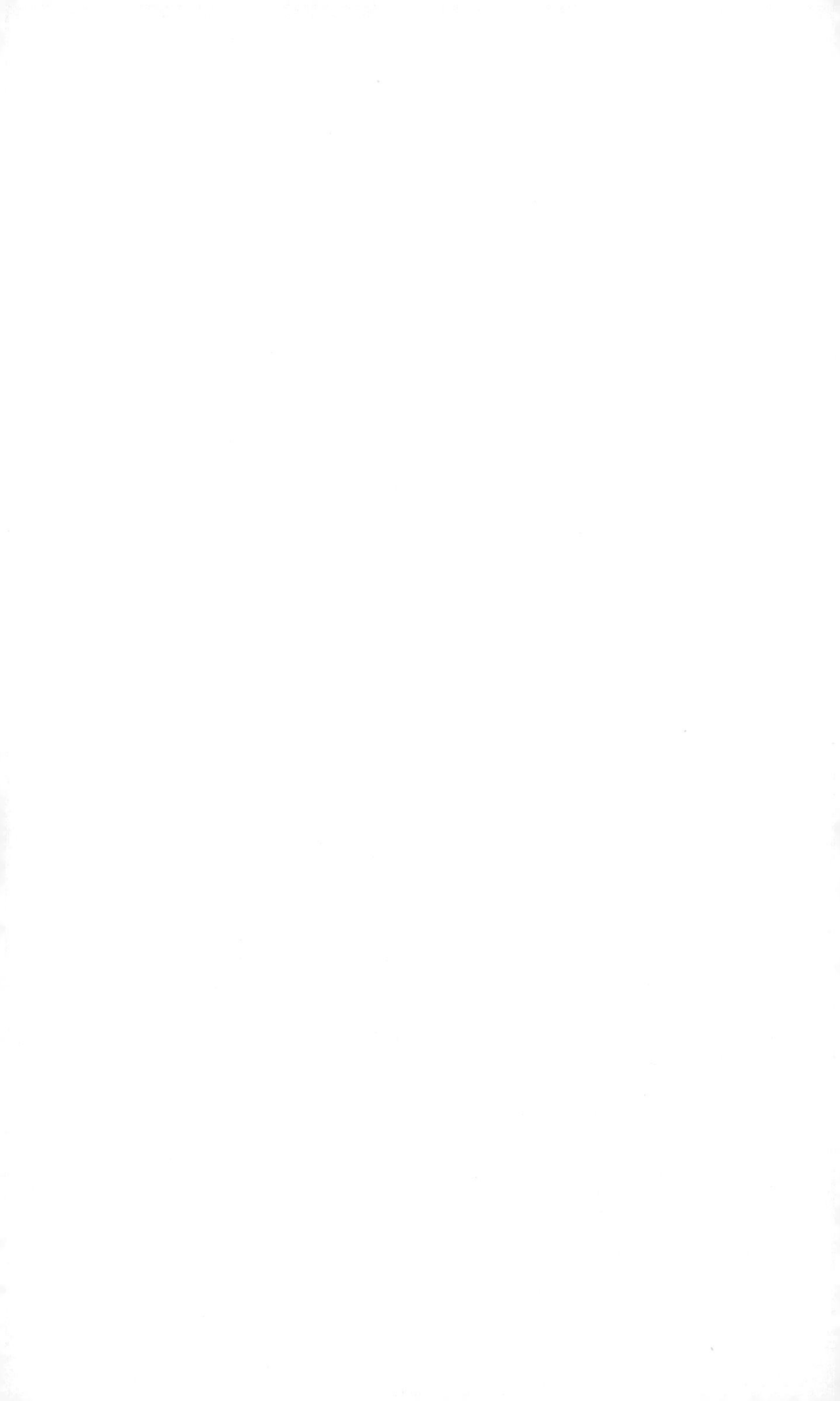

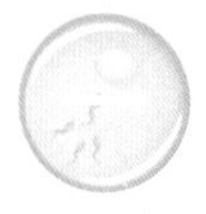

怎样预防妊娠合并糖尿病?

妊娠合并糖尿病是怎样形成的?

妊娠合并糖尿病实际上是一种 2 型糖尿病。其不同之处是发生于妊娠期。患有妊娠合并糖尿病的人,即使分娩后血糖恢复正常,以后发生 2 型糖尿病的几率也大大增加。所以我在此一并介绍。

目前经常看到一个医学名词“胰岛素抵抗”,什么是胰岛素抵抗?胰岛素抵抗是怎样形成的?理解了这点,你就理解了 2 型糖尿病的发病机制及其饮食疗法。

为了便于解释,我先讲一个故事。我曾经种过西红柿,也许是因为地肥品种好,产量极高。我一开始给朋友家送去时,他们都很高兴地接受了。后来再送时,连门也不让进了,开门出来急忙摆手:“不要了,不要了,上次送的还没吃完!”“西红柿抵抗”就这样形成了。

“胰岛素抵抗”的形成也是一样的。身体里的细胞都需要葡萄糖来供给能量,消化道将米饭、馒头、面条都变成葡萄糖,送到全身各细胞供使用,并由胰岛素来指挥细胞接受和使用血糖。饥饿的时候,各个细胞都急需葡萄糖,欣快地接受了。但是当细胞都不再需要时,就会拒绝接受。身体只有分泌更多的胰岛素,强迫细胞接受。这也就是胰岛素抵抗。

最后不管有多高的胰岛素,细胞也置之不理,糖只有在血液中转悠,高血糖就行成了。达到一定标准,医生就诊断为 2 型糖尿病。所以“胰岛素抵抗”是 2 型糖尿病的潜伏期。这个潜伏期可能为 10 年以上。

再从饮食上分析“胰岛素抵抗”是怎样形成的。如果你吃进去的是可以在短时间内变成血糖的食品,如含糖饮料、白面馒头、精米饭、点心等,血糖可以在半个小时后急速上升,身体赶紧分泌大量的胰岛素去降血糖,过多的胰岛素又可以造成低血糖,于是你2小时后又觉得饿,赶快又吃同样的食物,身体再分泌大量的胰岛素去降血糖……这样使身体的细胞适应于这种高胰岛素状态,造成胰岛素抵抗。就像是反复喊“狼来了”的那个牧童一样,没人再理会。

中国人和印度人一样,都是糖尿病的高发人群。中国历来是农业国,人多地少,靠天吃饭,又容易有自然灾害。活到今天的人,都是在历史上无数饥荒中没饿死的人传下来的后代,所以我们都有节省能量的基因,只需很少能量就能活下来。在生活突然富足后,很容易成为糖尿病高发人群。

在中晚期妊娠时,由于胎盘的体积越来越大,产生的激素也越来越多,强化了胰岛素抵抗,从而产生了妊娠合并糖尿病。

妊娠合并糖尿病对母婴的危害

妊娠合并糖尿病的危险之一是胎儿宫内突然死亡。这与母亲血糖的大幅度波动有关。母亲血糖可以直接进入胎儿,胎儿也可以分泌胰岛素来降低自己的血糖。但是胎儿的这个功能不完善,在母亲血糖已经降低之后,胎儿胰岛素需要很长时间才能降下来,因而造成胎儿突然低血糖,造成死亡。

另一个合并症是羊水过多。胎儿血糖高时,和成人一样,也会产生多尿,而胎儿的尿液是羊水的主要来源。羊水过多,破水时可能导致一种产科急症——脐带脱垂。如果不立即做剖宫产,胎儿会因缺氧而很快死亡。因为胎儿的氧气是完全由脐带供应。

糖尿病母亲胎儿的另一个特点是巨大儿,而且身体的最大部分不再是头部,而是肩部。所以头部勉强出来了,肩膀却卡在盆腔边上,造成另一个产科急症——肩难产。如果肩膀不能在

几分钟内产出,胎儿可能会死亡,即使拉出来了,也常常造成胎儿锁骨骨折等产伤,母亲也容易产生重度产道撕裂。

虽然已经离开产科多年,但是每当想起这些经历过的产科急症,仍然使我血压升高,心跳加速。

怎样预防妊娠合并糖尿病?

1. 含糖饮料、甜点,不管是打着什么“有利健康”的假面具,坚决不能喝。只能喝水、茶、黑咖啡和自制的热柠檬水。不能加糖或代糖,但少加些纯蜂蜜或者枫糖是可以的。

2. 当今的精面馒头和面包,吃进去以后变成血糖的速度和喝糖水差不多。为什么?因为纤维素可以减缓糖的吸收,但是在精制过程中都被去掉了。而且现在都用发酵粉发面,产生了无数细密的气孔,比以前用“老面头”发的馒头要松软很多。淀粉酶可以从四面八方同时工作,三下五除二,很快就将淀粉变为糖。

怎样才能减缓其变为糖的速度呢?下面有几个办法:

吃用百分之百全麦制作的馒头或面包,其中的纤维素可以减缓淀粉的消化速度。

吃全麦面包时上面不要抹果酱,果酱中含糖太多。可以任选以下数种涂抹:纯奶油、牛油果、花生酱、芝麻酱或用坚果(如大杏仁)制的酱,抹得厚厚的,或者与芝士同时吃。这些都是健康脂肪,加工少,可以减缓淀粉变成葡萄糖。

吃菜肉包子,馅中的脂肪、蛋白质和纤维素可以减缓淀粉的吸收。或者吃馒头时同时吃菜,以菜为主。

精制纯大米做的稀饭也会很快变成糖,因为不含纤维素,又煮得太烂了。所以最好用燕麦粒或粗燕麦片煮稀饭。用不含糖的豆浆或牛奶稀释。或者将少量大米与豆类、花生、白薯、南瓜一起煮,利用大米以外其他成分含有的蛋白质、脂肪和纤维素来减缓大米中碳水化合物的吸收速度。白薯和南瓜具有天然甜味,会很好吃。

现在电饭锅煮出来的精白饭，其变成血糖的速度也和糖水好有一比。可加小米、豆类等杂粮。国外时兴用 quinoa（藜麦）作米饭。其实国内也出产这种种子。据国内电视台报道，其蛋白质含量可与牛肉相比，其纤维素的含量也非同一般的高，所以不会引起血糖突然升高。

没有发酵过的面食，比发酵过的变成血糖的速度要慢。所以吃面条、烙饼、火烧都比吃馒头、面包好。

蛋白质可以供给胎儿发育的必需氨基酸，数种氨基酸身体都不能自己制造，必须从食物中获取。蛋白质转化为血糖的速度很慢，不会造成血糖的突然高峰和低谷，所以减少胰岛素抵抗的产生。下面就介绍几种理想的蛋白质，根据可能性尽量去选择。

1. 鸡蛋　鸡蛋含有所有的必需氨基酸，是一种最好的蛋白质。孕妇可以一天吃 2 个。理想的是在地里自由放养吃植物长大的土鸡下的蛋。加喂了亚麻子后，还可以使蛋黄中含有 ω3 必需脂肪酸。

2. 鱼类　最理想的是野生的深海鱼，比如沙丁鱼或三文鱼。海水污染相对小。深海鱼中含有大量的 ω3 不饱和脂肪酸，有助于胎儿大脑发育。沙丁鱼和三文鱼寿命短，身体内不会积累太多的毒素（比如汞）。没有新鲜鱼，可以吃罐头，国内有卖。

3. 豆腐、豆浆等黄豆产品　含有牛奶不含有的纤维素，蛋白质含量也高。而且蛋白以精氨酸为主，促进胎儿大脑发育。

4. 其他豆类　同时含有蛋白质、纤维素、脂肪。虽然含有碳水化合物，但属于复合性碳水化合物，与精米、面这些单纯性碳水化合物截然不同，不会引起血糖突然升高。在美国和加拿大可买到用青豆做的面条和用其他豆类制造的“面食”，以满足爱吃“面食”人的要求。其实青豆面条是在中国制造的，很好吃，而且可以耐饿。

5. 肉类　猪和牛最好是用传统方法，喂养猪草、青草长大的，而不是圈养起来大批生产，用粮食、激素和抗生素催大的。

当然理想和现实永远有距离，只有根据个人情况和环境来决定。

在妊娠期间吃健康的脂肪也是必不可少的。我们的身体完全可以将蛋白质、脂肪转化为血糖而在必要时应用，所以根本不需要吃米、面这些碳水化合物。特别当今的精米、精面，已经不是原生态的了。当年没饭吃时是可以救命的，但当今食品丰富而且可以随意选择，实在就没有必要非去大量的吃了。

脂肪消化慢、抵饿，很不容易变成血糖，所以也是预防糖尿病不可缺少的食物。现在的关键是吃进太多的不健康的脂肪，造成了肥胖的流行，也是促进 2 型糖尿病发病的另一个危险因素。下面介绍几种健康脂肪。

6. 坚果　坚果里含有 ω3 不饱和脂肪酸、维生素 E、纤维素，所以是一种健康食品。要尽量买原生态的坚果。那种油炸了的，或者加了不少化学调味剂的不能买。身体不能制造维生素 E，只能从含油多的食物（如坚果类）中获得。

坚果包括核桃、大杏仁、松子、夏威夷果、开口笑、榛子、腰果等等。含 ω3 多的是核桃。生核桃就很好吃。

7. 油　炒菜可以用葡萄籽油、牛油果油，这些油耐高温，对健康有益。橄榄油只能用于凉拌菜，不能加热，而且造假大多。如果买得到，也可以用亚麻子油或芝麻油做凉拌菜。

妊娠期间烹调以传统的蒸、煮为好，少吃或不吃煎、炸、烤的食物。油和肉在高温时可以产生毒素，对胎儿不利。

有些糖尿病孕妇怕吃水果，却吃大量白米饭、馒头。其实水果比米饭、馒头健康得多。水果中含有果糖，需要一定时间转化为葡萄糖。水果中的纤维素也可以降低果糖被胃肠吸收的速度。更重要的是新鲜水果中含有抗氧化剂和微营养素，不吃水果则无法获得这些营养。而你腹中胎儿恰恰需要这些。可以从重量上控制，但不要从种类上控制。每样少吃点，就不会吃进太多的糖。微营养素就是需要一点就够了，但又不能少。

至于蔬菜，则应该多吃再多吃。蔬菜可以饱腹，可以减少主食的摄入量。蔬菜中有大量的纤维素，可以通便排毒。不同颜色的蔬菜含有不同的抗氧化剂。十字花科的蔬菜，比如各种白菜、萝卜、菜花还含有抗癌的作用。

蛋白质中的某些必需氨基酸和脂肪中的某些必需脂肪酸，身体不能自己制造，必须从外界获得。这些也是胎儿发育必需的营养，所以缺少时会对胎儿健康不利。

如果你按照上述方法吃 3 个月以后，再查一下你的“糖化血红蛋白”，你会发现有所改进。糖化血红蛋白反映了你过去三个月的平均血糖的水平，最有指导意义。

饮食习惯是很难一下子改变的，要从今天开始，慢慢来，起码走出第一步。

怎样预防妊娠期高血压疾病？

妊娠期高血压疾病是怎样产生的？

当你吸满了气，通过一根管子将气吹出，管子越细，你需要吹的力气越大，这就是“气压”。

同样道理，当心脏把血打向全身时，也需要压力，这就是“血压”。如果血管越细，心脏要给的压力也越大，高血压也就形成了。

为什么血管会变细？这是因为围绕着中、小血管的肌肉细胞（纤维）兴奋，收缩，导致血管的管腔缩小。

细胞的兴奋和抑制，是由钠和钾这一对元素控制的。正常状态下，钠在细胞外，钾在细胞内。当钠进入细胞内时，细胞就开始兴奋、收缩，造成血管狭窄。而当钠被从细胞内“赶”出去以后，细胞又恢复常态。

这就是为什么高盐（钠）饮食可以促进高血压的产生。中国是典型的高盐饮食国家。长期的高盐饮食，先造成“高血压倾向”，到一定程度后，高血压就就被正式诊断了。所以有一种治疗高血压的药物就是减少钠离子进入血管的肌肉细胞内。我们在日常生活中也必须减少盐的摄入量。

我希望大家能理解高血压和目前其他的多发病一样，都是一种慢性病。有很长的潜伏期。你今天达到高血压的诊断标准，需要治疗，并不是你今天才突然得了高血压，而是在过去的几十年中，你已经有了“高血压倾向”。所谓冰冻三尺非一日之寒。

妊娠期高血压疾病是因为妊娠突然加重了心血管系统的负担，加上自身免疫等其他因素，使得“高血压倾向”明显化而达到了诊断、治疗标准。患有妊娠期高血压疾病的人,虽然产后血压可能会恢复正常,但是以后发生高血压的机会仍然大大高于和早于其他人,说明她有“高血压倾向”,是妊娠这个身体的负担,使她的高血压提前出现了。

妊娠期高血压疾病对母婴的危害

高血压时,中、小动脉的管腔变细,造成供血不足。胎儿处于慢性缺氧和饥饿状态,会发育不良,甚至可能突然死亡。有时不得不提前分娩,让婴儿在体外喂养、给氧。

母亲肾脏得不到足够的血液,会产生蛋白尿、水肿。使得病情进一步恶化,必须住院治疗。母亲大脑受到影响可以产生全身抽搐,这是一种最可怕的产科并发症,母亲和胎儿都可能死亡。但这种情况在现代医疗条件下已经极少发生。

病情严重病人的最有效疗法是,静脉滴注大剂量的镁。镁可以镇静神经、松弛血管,你可以看到病人的血压在下降,尿量也在增加,病人也开始安静入睡。当然在治疗期间要专人护理,及时数呼吸次数(因为镁可以抑制呼吸),观察尿量,并定时测量血镁的浓度。

妊娠期高血压疾病来势凶猛,病情可能突然恶化,所以一定要百分之百遵循医嘱,及时服药和休息。我有一个病人,本来妊娠期高血压疾病并不那么严重,但她不在家中休息,反而到处逛商店给家人和朋友挑各种圣诞礼物,结果血压突然升高,并出现头痛、蛋白尿、严重水肿等现象,只有住院静脉给大剂量硫酸镁才将病情稳定下来。她事后非常后悔没有遵循医嘱。

还有一个病人,丈夫不是医生,却自以为是。见到老婆患有妊娠期高血压疾病后在家休息时说:“不是说高血压病人需要运动吗?别听你那个医生的,走,跟我出去走路!”病人一周后来检查,不仅血压上升了,而且两条腿肿得像象腿。她的丈夫这才意识到医生可能比他懂得多一点。

妊娠期高血压疾病与非妊娠期高血压在保养方面有所不同,在这里必须强调一下。

妊娠期高血压疾病患者需要休息。比如看电视时可以侧位躺在沙发上看。这种姿势躺着时,可以使肾脏得到更多的血液供应,产生更多的尿液,减轻水肿状态,有助于降压。当然按医嘱服药也必不可少。

怎样预防妊娠期高血压疾病?

在补钙风流行的今天,很多妇女都吃着大剂量的钙,却对镁对健康益处毫无认识。希望在看到上述内容以后,你能理解镁在降压上的重要作用。

钙和镁的关系,就像钠和钾的关系一样,是互相对立的。钙和钠一样,可以造成中、小血管狭窄,促进高血压的发生。所以有一种治疗高血压的药物,就是阻止钙进入到细胞里。

日常生活中预防高血压的关键就是两点:①低盐和高钾饮食;②不仅要补钙,更要注意补镁。今天的饮食习惯,使我们很容易从食物中的获得足够的钙,却很难获得足够的镁。服用钙片时,一定要服用含有三分之一镁的钙片,否则反而有害于健康。

医学界的权威杂志《新英格兰医学杂志》在 2008 年发表了一篇研究报道。这个研究将 1400 多名老年妇女分成两组,一组每天吃 2 片钙片,另一组吃 2 片看来一模一样的药片,但是其中不含任何药物,称为空白对照组。

五年以后,发现吃钙片那组人的心肌梗死、中风和突然死亡的发病率都比不服药组要高。这使研究者大吃一惊,因为他们研究的本意是想知道补钙对健康的益处。分析原因是因为血液中的钙水平太高时,钙反而容易沉积在动脉壁上,造成动脉硬化失去弹性而且狭窄,从而增加了心肌梗死和中风的发病率。此后又出现多篇类似的科研结果。目前的看法是:如果从食物中补钙，不会有副作用；但是如果用钙片补钙，一天2片时，则有可能产生副作用。

人类进化的过程中，植物类食物更易获得，而植物类食物中含有大量的钾和镁，所以我们曾经不会缺乏这两种营养素。今天，养殖业的工业化，使得肉、奶、蛋更容易获得，加上加工后食品（比如泡面）渐渐成为食品主流，造成了钾和镁的缺乏。

我们对在进化过程中缺少的食物往往有特殊的爱好。人类在进化过程中经常遇到缺盐的情况。古代的欧洲将盐比作白金。古罗马的士兵，工资发的是盐。不用说远，就连我的外祖母也时时提起，长期没盐吃的时候怎样浑身无力，怎样用当年的小火柴盒去借盐，怎样在灶台拴一块岩盐，面条汤做好后在锅里涮一圈。直到国家统一管理和交通方便后，盐价才降到今天的水平。

不仅仅是做饭用盐要减少，我们更要注意成品食物中加的盐。为了增加口味和长期保存，许多成品食物中都加了大量的盐，甚至面包、甜点中也加盐，因为加了盐“起味”。至于酱油、薯片、咸菜就更不用说了。

由于进化史上缺钠，我们肾脏保钠能力很强，在缺钠的情况下，尿里几乎可以不排钠。但是身体保钾的能力却不足，有尿必排钾，促进了钠与钾的不平衡。

预防高血压应从小事做起，家里做菜注意少盐，口味的咸淡是一个从小养成的习惯。尽量少吃加工后的食品，尽量少在饭店吃饭。味精、鸡精也含钠，添加时应注意适量。从小养成多吃蔬菜、水果这些含钾和镁的食物的习惯。

蔬菜和水果是我们在进化过程吃得最多的食品，可以提供钾和镁、各种微营养素、纤维素，这些都是我们的正常代谢过程必需的营养。不要只顾舌尖上的感觉，而忘记了身体的其他部分也属于自己。

怎样预防孕期便秘?

没有人愿意把垃圾留在家里,让它冒出臭味,招来虫害。但是我们却常常忽略了身体里的另一种垃圾——大便。

大便是食物消化以后对身体无用的残渣,和家里的垃圾是一样的。不同的是,这些残渣留在大肠里,里面的水分和毒素还会被继续吸收,造成大便秘结,排便困难,甚至发生痔疮、肛裂。

由于在排便困难时需要屏气,造成血压突然升高,对于高血压病人,可能造成脑溢血和突然死亡,所以西方的医院及高档设施的厕所里,都有一个警铃,厕所里的人可以及时拉警铃,与外界联系。

对于中老年妇女,长期排便困难时的屏气,造成腹压增加,有可能造成子宫脱垂或者阴道膨出。

粗糙的大便损伤肠黏膜,里面的毒素又与肠黏膜接触,久而久之,促进了结肠癌的发生。

随着饮食和生活习惯的改变,便秘的现象也越来越常见。如果好几天不大便,个个都知道这是便秘。但是很多人觉得,每天有点大便,即使拉不干净、不通畅也不算便秘。这就给医生的诊断带来困难。医生为了避免误诊或忽略了其他严重疾病,只有作进一步的检查,而且可能会是有创伤性的检查。

下面我就举几个真实的病例。

例一:一位中年妇女,左下腹痛,自己还摸到一个包块,医生首先得除外卵巢肿瘤,于是做了妇科超声,结果显示完全正常。后来又为了除外结肠肿瘤,送去做了肠镜,也没发现问题。这位医生最后决定还是送到妇产科来咨询。

我一摸,左下腹确实有一个包块,压着还有点痛。

我问："你有便秘吗？"

病人说："所有的医生都问过这个问题，我每天早上都大便，没有便秘。"

我说："该查的都查了，没有器质性疾病，不用紧张。你先吃2个星期的纤维素，然后再来找我。"

两个星期后病人来了，情绪不错。说是包块没了，大便通畅多了。原来虽然每天都有大便，但是因为量少，没有排干净，所以长期积累形成包块。肠子膨胀得受不了，当然引起疼痛。做肠镜前要先吃泻药，将累积的陈旧大便全部排出了，所以肠镜不可能诊断便秘。

妊娠期间由于体内女性激素（黄体酮）的升高，减少了肠蠕动，加上妊娠妇女运动量减少，所以便秘现象更加常见。下面我就举另一个极端但又真实的例子。

例二：一位中期妊娠妇女来看急诊，原因是突然右侧腹痛。妇产科检查完全正常。妊娠妇女本身就会有白细胞升高和体温轻度升高的现象，所以这两项阑尾炎的诊断指标变得毫无意义，那时还没有用超声诊断阑尾炎的技术，病人又拒绝任何X光检查。这下可让值班的妇产科医生为难了。

因为妊娠期间阑尾的位置也会随着子宫的增大而上升，而且失去了大网膜的包裹和保护作用，所以妊娠期的阑尾炎不仅难以诊断，而且不及时治疗可能伤及母亲及胎儿两条性命。由于中期妊娠时作剖腹手术相对安全。在与病人和家属讨论后，他们也同意手术诊断和治疗。

手术结果：切下的阑尾是正常的，整个大肠充满了大便。用灌肠解决了问题。

例三：一位30多岁的妇女找我看病，她身体很壮，是电焊工，与男人一起工作，绝非娇气之辈。她经常小肚子痛，常常半夜痛醒，其他检查都正常。因为她有痛经，而且30多岁从未怀过孕，我怀疑是否有子宫内膜异位症。于是做了诊断性微创（腹

腔镜）手术。

结果是没有子宫内膜异位症，整个大肠极度膨胀，充满了不知哪年哪月的大便。我叫她吃一个月的纤维素，复诊时疼痛完全消失了。

这些都是平时可以用简单方法解决的问题，却因为大便积累的太多太久，引起了疼痛。医生怕误诊了其他严重疾病，引起不良后果，只有用有创伤性的方法去诊断。

长期吃通大便的药物绝非解决问题的方法，因为会产生"懒大肠"现象，也就是说非得吃药才能大便，而且会出现耐药现象。

那么为什么现在大便不通畅、便秘、肠癌这么常见呢？这是因为现代食物中缺乏一种基本的营养素——纤维素。

什么是纤维素？纤维素存在于哪里？为什么当代食品缺乏纤维素？我们每天又需要摄入多少纤维素呢？

我们的先辈每天平均吃进 50 克的纤维素，但是我们现在每一天只吃进 15 克的纤维素。目前认为每天需要 30 克纤维素。

纤维素仅仅存在于植物类的食品中。任何动物食品，比如你认为最有营养的肉、奶、蛋，却都不含有任何纤维素，这种基本的营养成分。

动物是用骨骼来起到支撑作用，而植物则全靠纤维素来保持它的形状。比如纸张就是用树干、麦秆里的纤维素制成的。这种纤维素称为不溶性纤维素，如果你将纸张泡在水中，它可能破碎，但不可能消失。白菜帮、豆角上的"筋"，麦麸、米糠都属于不溶性纤维素。这些纤维素吃进去以后可以吸附吃进去的油质、胆固醇、毒素，就像是纸可以吸油一样。纤维素还可以增加大便的体积、刺激肠蠕动，因而达到通便排毒的作用。但是这种纤维素粗糙，吃到嘴里"口感"不好，所以在精制食品的时候全部去掉了，使得今天的米饭、馒头基本上不含有纤维素。

30 年以前，由于缺乏精制技术，而且粮食紧张，所以吃的是全麦和糙米，自然含有纤维素。

但是这里我要介绍的是另一种鲜为人知，却对健康更有利的纤维素——可溶性纤维素。目前西方药店卖的纤维素是可溶性的。是从某种植物的种子壳中提取的。你将可溶性纤维素溶于一杯水中，它就会完全溶解于水，使得水成为透明的胶冻状。这种纤维素不仅可以通便，而且对健康有以下好处：

1. 降胆固醇。可溶性纤维素不仅仅可以和吃进去的胆固醇结合，以大便的形式排出体外，还可以在肠黏膜表面形成一层保护膜，进一步减少胆固醇的吸收。胆固醇降解的产物——胆汁酸，经肝脏排到小肠后，在小肠被重新吸收利用。可溶性纤维素减少其重吸收，并使其排出体外，因而可以降胆固醇。

2. 减少结肠癌的发病危险。

3. 某些富含可溶性纤维素的食物，同时含有 ω3 不饱和脂肪酸；因而还可以减少心血管疾病、癌症的发病危险。

西方民间土方治疗便秘的方法就是将亚麻子浸泡过夜，让其可溶性纤维素溶解出来，然后喝下去。当然奇亚籽也可以。亚麻子还有一种吃法是和吃芝麻一样，将其炒香，打成粉，放在瓶中密封，放在冰箱中，以保持新鲜。每天吃 1 至 2 勺。可以单独吃，也可以加在稀饭、酸奶中吃。亚麻籽吃后容易胀气，要慢慢加量，让你的胃肠道适应。

富含可溶解性纤维素的食物还有燕麦，每天用它来煮粥优于其他粮食煮的粥。燕麦粥其实非常好吃，西方人早就有早上吃燕麦粥的习惯。超市里有各种各样的燕麦制品。燕麦片是将燕麦切成小段先蒸再压成片，所以是速食型的，煮开几分钟就可以吃了。越大片的燕麦片含的纤维素越多。但是含纤维素最多，最好吃的还是一种仅仅将燕麦粒切成小段的产品，加工非常少，所以需要比较长的时间来煮。和煮大米稀饭差不多。

李子（plum）也是西方传统用来通大便的食物。有青色的，也有深紫红色的，又大又甜。有时候会有酸的。西方医院病房

里永远有深红色的李子汁。病人大便不通畅时，会主动的要来喝，效果也很不错。干果中也有李子干，但最好还是吃新鲜李子，因为干果和果汁中都会加糖。

妊娠期间使用泻药一定要小心，严重的腹泻可以引起早产。多年前没有引产药物时，就是用蓖麻油引起的腹泻来使产妇临产。

西方药店均有可溶性纤维素卖，不需要处方。历史最悠久的一种叫 Metamucil，是从一种植物的种子壳中提取的。不会引起腹泻，没有副作用，孕妇可以放心使用。吃的时候用 1~3 茶勺，与凉开水混匀，及时喝下，时间放久就成了胶冻。没有怪味，可以加糖来改善味道，效果很不错。它的作用很温和，绝对不会引起腹泻，只是靠增加大便体积，促进肠蠕动的方法来通便。除了通便外，该纤维素还可以减少胆固醇在肠道的吸收，因此可以降胆固醇。该纤维素还可以减肥。方法是在饭前 20 分钟喝一杯，使其占据胃的体积，所以吃饭时不会吃太多。

非药物预防孕期泌尿系感染

怎样预防妊娠期泌尿系感染?

孕妇最容易得泌尿系感染,而且得了泌尿系感染后容易引起流产和早产,所以一定要积极预防。我多年前有一个病人,每到中期妊娠,就会得严重的肾盂肾炎,发高烧,抗生素治疗无效,流产后体温立即下降到正常,病人非常痛苦。

妊娠期间容易产生泌尿系感染,主要是因为以下三个因素。

- 怀孕后处于高孕激素状态,造成泌尿系统的平滑肌松弛,尿液潴留。
- 子宫增大后压在输尿管上,造成输尿管的狭窄,肾盂轻度积水,有助于细菌生长、繁殖。
- 怀孕期间抵抗力低,一有泌尿系感染就很快变成肾盂肾炎,发高烧,造成流产或早产。

这就使得孕期预防泌尿系感染更加重要。再说抗生素也不是没有副作用,谁愿意让肚子里的胎儿也无缘无故的暴露于抗生素呢?

记得有一位 20 多岁的女病人来看我,她在过去一年中为反复的泌尿系感染所困扰。抗生素治好了泌尿系感染,但是带来了霉菌性阴道炎,好不容易把霉菌系阴道炎治好了,一有性生活,泌尿系感染又卷土重来,使得她非常烦恼。我给她提了如下建议,她后来告诉我说,她已经半年没犯病了,非常感谢我。

1. 正确的清洗外阴

每天早晚各清洗外阴一次，冲洗掉大便残渣、白带、残留的尿迹。最简单的方法是将空塑料瓶装满水（温水最好），大小便后冲洗一下，你会觉得很舒服。我做妇科检查时，经常发现病人肛门部有残留的手纸碎片和粪便。女人的尿道短，局部不清洁会促进细菌过度生长，容易造成细菌的“上行性感染”。

性生活前用肥皂和水清洗外阴，性生活后去排尿，将进入尿道的细菌排出去。

用什么清洗剂好?

“高档”的清洗液、肥皂往往含有各种添加剂，香精可以刺激局部皮肤，营养素反而给细菌提供营养。简单而没有香味的肥皂最好，注意一定要用清水冲干净肥皂。

有些人爱用“杀菌剂”，“灰锰氧”等等，结果反而造成局部的耐药菌群。耐药细菌引起的泌尿系感染，极其难治。

2. 服用维生素 C

胃酸可以杀死吃进去的致病菌，酸性的阴道环境有助于抑制不良细菌的生长。在醋里泡的食物不容易变质。都说明酸性环境可以抑制细菌生长。维生素 C 有酸化尿液的作用，也可以抑制尿道中细菌的生长，而且增加身体的抵抗力。可以天天吃，也可以在性生活前后吃几天。维生素 C 很快从尿液中排出，必要时可以一天吃 2~3 次。

3. 吃蔓越莓、蓝莓

绝大部分的泌尿系感染都是大肠杆菌引起的。大肠杆菌粘在膀胱壁上，所以抗生素不易清除而且容易复发。蔓越莓和蓝莓的皮上含有一种化学成分，可以与大肠杆菌结合，随尿液一同排出体外，从而预防泌尿系感染。也可以同时治疗轻度的泌尿系感染，或者作为泌尿系感染的辅助治疗。

新鲜蓝莓比冰冻蓝莓效果要好些。西方超市均有冰冻的蓝莓卖，甚至可以买到冰冻野生有机的蓝莓。蔓越莓则有蔓越莓干和蔓越莓果汁卖。因为蔓越莓很酸,所以在制作为干果时加了不少糖,实在没有选择时也可以吃。至于蔓越莓的果汁,其有效成分有限,而含糖却不少。糖有促进膀胱内细菌生长的作用,所以蔓越莓果汁并无预防泌尿系感染作用,不值得提倡。

因为这两种莓子本身是抗氧化剂,而且有防癌的作用,所以我每天都吃。蔓越莓是在收获季节时购买,冰冻后储存,吃时再洗。每天吃时和香蕉或其他带甜味的水果打在一起,就完全吃不出酸味了。

西方药店中均有蓝莓和蔓越莓药片卖,其有效成分更高,而且含有维生素 C,携带方便。应该在稍有症状时就赶快吃上,不要犹豫和等待。因为这种药片本身并无副作用。

服用抗生素时应注意什么?

抗生素不仅可以杀死泌尿系统的细菌,而且可以杀死阴道和肠道内的正常细菌,85% 的妇女在服用抗生素后,都可以引起霉菌性阴道炎。这是因为阴道内细菌被杀死后,霉菌得以占优势。

服用抗生素后,肠道的细菌至少需要三个月才能恢复正常。所以,在服用抗生素的同时应该同时吃益生菌,以减少其副作用。酸奶和 kifer(发酵乳)都含有益生菌,但是 kifer 中益生菌的含量最高。发酵法炮制的酸菜也含有大量的益生菌。泡菜中含有两大族细菌:乳酸杆菌和双歧杆菌,两者均是肠道中占优势的益生菌。双歧杆菌可还以促进减肥。

服用抗生素要从最低档的用起,药只要对症就好,而不是越贵越好。我用药时就爱用老的,经过多年实践考验的药物。这种药物价格还低。很多药物在上市数年后,往往因为发现严重的副作用而被撤出市场,经不起时间的考验。

因为利润低,大的药品公司不再研究和发明新的抗生素。如果你在治小病的时候,把最高档、抗菌性最强、最广谱的抗生

素都用了，结果身体产生了超级耐药菌株。到真正需要抗生素治疗时，将会“无药可治”。

美国每年有 23 000 人死于没有抗生素可以治疗的“超级细菌”感染，往往发生于年轻的健康人。滥用抗生素、杀菌剂已经给人类健康带来了极大的危害。

目前美国和中国都报道了对各种常用的抗生素都耐药的女性泌尿系感染病人。只有用因为副作用太大给动物用的某种抗生素治好了。但是如果对这种最后一种抗生素也耐药了，就像是一个自卫的战士用完了最后一颗子弹，那时该怎么办?

所以我认为治疗泌尿系感染从呋喃坦啶类开始就很好，西方有长效的，一天只服 2 次，孕妇也可以服用。

服用抗生素的禁忌半途停药，有些人吃了 2 天，症状减轻就不吃了，结果细菌并没有被完全杀死，反而产生了耐药菌株，一停药又犯了，而且再服同样的药也无效了。所以，对于抗生素来说，不服则已，一服就一定要完成 1 个疗程。

总而言之，按照上述方法在日常生活中预防泌尿系感染才是上策。

对想怀二胎的中年女性的忠告

现在很多中年妇女都想怀第二胎。作为一个在妇产科领域工作过40多年，亲眼看到无数妇女走过孕育之路的人，我想根据自己的经验提一点忠告。

我们都知道在上路之前，有关旅途的信息收集得越多，考虑得越全面，旅途也会越顺利。再比如说，新车在爬山之前也许不用考虑太多，但是如果是一部用了多年的车，是否应该考虑为什么非要去爬山呢?

当然40多岁对于当代人的寿命不能算老，但是对于一个平均寿命只有50年的卵巢来说，则不能说是年轻了。

妊娠对心血管系统是一个沉重的负担，妊娠期血容量要从4升增加到5升，增加了四分之一。心跳需要平均每分钟增加10次，才能完成为母亲和胎儿两个人服务的重担。打个比喻：如果你平时体力可以举起40斤，在妊娠期间就得举起50斤。

首先你的血压如何。健康年轻人的血压一般都在120/70mmHg以下。如果你的血压在130/80mmHg以上，虽然还没有诊断为高血压，但是你在中、晚期得妊娠高血压的可能性就很大。

血压140/90只是人为规定的需要开始治疗的标准，就像是立秋那天只是人为规定的秋季的开始。但是天气的变化是一个缓慢、持续的过程，血压也是一样。

虽然心率60~90次/分钟是属于正常范围，但是健康人的心率一般在60~70次/分钟，如果你的心率已经在每分钟80次以上了，说明你的心脏已经需要比别人多做工作，才能完成你日常生活的需求。但是在妊娠后，你的心率将会达到每分钟90

次以上。这时可以试试先在走步机上保持心率在 90 次 / 分钟以上，看看自己能走多久。因为妊娠意味着要连续走 9 个月。

还有就是妊娠合并糖尿病的问题，对母子的长远健康都有可能产生潜在的影响。不要光看空腹血糖是否正常，还需要查一个空腹胰岛素的水平。如果空腹胰岛素的水平已经升高了，说明你的身体已经处于代偿状态了，要花高于常人的努力去维持正常的血糖水平。你妊娠后患妊娠合并糖尿病的机会就会很高。

20 多岁的健康妇女，本来根本没有高血压或糖尿病的，怀孕后还可能会产生妊娠合并高血压或糖尿病。一个 40 多岁的妇女，如果本来就有高血压或糖尿病的倾向了，这时再加了妊娠这个大负担，你的身体是否能够承受这 9 个月?

有时为了你的生命，我们不得不让胎儿提前分娩，一个早产儿的人生道路可不是平坦的，你是否能在经济上和精神上承受得了?

温哥华的内科医生常常向生育中心的医生抱怨:“你们让 40 多岁的人怀孕，倒是胜利了，你们知道我们有多难吗? 这些人本来就是亚健康状态，一怀孕什么合并症都来了。我们又得顾及母亲又得顾及胎儿，怀孕期间很多药都不能用，处理起来非常困难!”

我认为每一个 40 多岁想怀二胎的妇女，如果你已经有了一个健康的孩子，应该静下来从各个角度仔细想想，然后再做出理智的决定。不要光想着成功的一面，也要考虑到各种可能的合并症对自己和胎儿可能产生的后果。现代医学能治疗的疾病是有限的。在决定是否要跳入二胎的潮流之前，先作个自我评估，不要盲目追随潮流，损害健康。

国内的报道也指出，自从二孩政策开始实施，中年妇女怀孕人数增加，孕妇的死亡率也从多年来的下降倾向，开始有回升。

我 20 多年前在加拿大开始搞妇产科时，常有一些中年怀二胎的华裔妇女找我看产科。这些人大多是丈夫拿到学位后又找到了工作,家是安顿下来了,唯一的孩子又上了中学,女方在家没事干,想再生一个孩子。

根据我的经验,这些人中大约三分之二的孕产过程可能没什么大问题,三分之一却可能有大问题。

高龄孕妇有两个常见的并发症:一个是胎儿严重畸形,另一个是早产。下面我就举两个真实的病例。虽然时隔多年,我却仍然记得病人当时的痛苦表情。

一个病人在加拿大读了硕士,又找到了一份满意的工作,想要孩子时已经是不年轻了。一开始找我来看产科时满心喜悦,早期妊娠的各种检查也完全正常。她也准备好了孩子的各种衣服和用具。谁知在中期妊娠检查胎儿的心脏时,发现心脏的结构和大血管的位置完全不正常,属于无法存活型。只有作中期引产。直到引产后六周作复查时,她的精神状态仍然没有恢复。

另一个病人生老大时年纪较轻,什么问题也没有。好不容易怀上了第二胎,高兴得不得了。谁知在 28 周时早产,孩子进了新生儿强化护理室,起码得住两个月以上。一会儿因为早产儿肺不张、肺炎收到病危通知,一会儿又因为早产儿肠坏死,需要急诊手术切除一节肠子,再收到病危通知……问题一个接一个,她每天去医院送吸出来的母乳。我在产后检查时看到几乎处于精神崩溃状态的她,几乎认不出来。我想:幸亏加拿大是公费医疗,不然救治一个早产儿的费用大概需要一百万加元,她哪里负担得起!就算救活了,这个孩子也有可能会留下长远的智力和健康问题。

加拿大一名医生调查了 1994 年至 2014 年在安大略省的 150 万名产妇。记录她们可曾患有妊娠合并糖尿病及其妊娠后心血管疾病的状态。作者比较了曾经患有妊娠合并糖尿病和没有患病的妇女,发现前者心血管疾病的发病率是后者的四倍。不管她在分娩以后的生活中是否得了 2 型糖尿病。看来妊娠

合并糖尿病可以给心血管的健康带来永久的损伤。

当我们在健康上作决定时，也应该考虑到人类的生命史，因为生命的自然规律不受意识的控制，只有理解和遵循者才能获胜。